Trygve Bang Daabach

Überkorrektur nach TVT

Trygve Bang Daabach

Überkorrektur nach TVT

Die Frühmobilisation zur Therapie postoperative Blasenentleerungsstörungen nach Tensionfree Vaginal Tape

Südwestdeutscher Verlag für Hochschulschriften

Impressum/Imprint (nur für Deutschland/only for Germany)
Bibliografische Information der Deutschen Nationalbibliothek: Die Deutsche Nationalbibliothek verzeichnet diese Publikation in der Deutschen Nationalbibliografie; detaillierte bibliografische Daten sind im Internet über http://dnb.d-nb.de abrufbar.
Alle in diesem Buch genannten Marken und Produktnamen unterliegen warenzeichen-, marken- oder patentrechtlichem Schutz bzw. sind Warenzeichen oder eingetragene Warenzeichen der jeweiligen Inhaber. Die Wiedergabe von Marken, Produktnamen, Gebrauchsnamen, Handelsnamen, Warenbezeichnungen u.s.w. in diesem Werk berechtigt auch ohne besondere Kennzeichnung nicht zu der Annahme, dass solche Namen im Sinne der Warenzeichen- und Markenschutzgesetzgebung als frei zu betrachten wären und daher von jedermann benutzt werden dürften.

Coverbild: www.ingimage.com

Verlag: Südwestdeutscher Verlag für Hochschulschriften GmbH & Co. KG
Heinrich-Böcking-Str. 6-8, 66121 Saarbrücken, Deutschland
Telefon +49 681 37 20 271-1, Telefax +49 681 37 20 271-0
Email: info@svh-verlag.de

Zugl.: Köln, Universität zu Köln, Diss., 2012

Herstellung in Deutschland (siehe letzte Seite)
ISBN: 978-3-8381-3299-0

Imprint (only for USA, GB)
Bibliographic information published by the Deutsche Nationalbibliothek: The Deutsche Nationalbibliothek lists this publication in the Deutsche Nationalbibliografie; detailed bibliographic data are available in the Internet at http://dnb.d-nb.de.
Any brand names and product names mentioned in this book are subject to trademark, brand or patent protection and are trademarks or registered trademarks of their respective holders. The use of brand names, product names, common names, trade names, product descriptions etc. even without a particular marking in this works is in no way to be construed to mean that such names may be regarded as unrestricted in respect of trademark and brand protection legislation and could thus be used by anyone.

Cover image: www.ingimage.com

Publisher: Südwestdeutscher Verlag für Hochschulschriften GmbH & Co. KG
Heinrich-Böcking-Str. 6-8, 66121 Saarbrücken, Germany
Phone +49 681 37 20 271-1, Fax +49 681 37 20 271-0
Email: info@svh-verlag.de

Printed in the U.S.A.
Printed in the U.K. by (see last page)
ISBN: 978-3-8381-3299-0

Copyright © 2012 by the author and Südwestdeutscher Verlag für Hochschulschriften GmbH & Co. KG and licensors
All rights reserved. Saarbrücken 2012

1 Inhaltsverzeichnis

1 Inhaltsverzeichnis 1
2 Einleitung 3
3 Die Methodik 7
   3.1 Studiendesign 7
   3.2 Ein- und Ausschlusskriterien 8
      3.2.1 Revisionskollektiv Teil I 8
      3.2.2 Revisionskollektiv Teil II 10
      3.2.3 Vergleichskollektiv 10
   3.3 Good Clinical Practice 10
   3.4 Die Datenbank 12
      3.4.1 Tabelle 1 13
      3.4.2 Tabelle 2 13
      3.4.3 Tabelle 3 15
   3.5 Weitere Daten des Revisionskollektives 16
   3.6 TVT (Tensionfree Vaginal Tape) 16
      3.6.1 Das postoperative Management 18
   3.7 Die Revision 19
   3.8 Management nach der ersten Revision 20
   3.9 Management nach der zweiten Revision 21
   3.10   Statistische Methoden 21
4 Die Ergebnisse 23
   4.1 Revisionskollektiv I 23
   4.2 Revisionskollektiv II 26
   4.3 Kontrollkollektiv 28
   4.4 Vergleich Revisionskollektiv II – Kontrollkollektiv 31
5 Diskussion 34
   5.1 Teil 1 – Einfachheit, Ungefährlichkeit und Wirksamkeit 37
      5.1.1 Das TVT – Verfahren 37
      5.1.2 Die Revision 37
      5.1.3 Zeitpunkt der Revision 38
      5.1.4 Definition der Blasenentleerungsstörung 39
      5.1.5 Einfachheit 39
      5.1.6 Komplikationen 40
      5.1.7 Wirksamkeit 40
      5.1.8 Fazit Teil 1 43

5.2 Teil 2 – Eignung 43
    5.2.1 Definition Eignung 43
    5.2.2 Kontinenz und Zufriedenheit 44
    5.2.3 Komplikationen 48
    5.2.4 Multiples Testen 49
    5.2.5 Fazit Teil 2 49
5.3 Übertragbarkeit auf andere Systeme 50
5.4 Vergleich zur Spätmobilisation 50
5.5 Limitierungen der Studie 52
5.6 Fazit 53

6 Zusammenfassung 55
6.1 Einleitung 55
6.2 Methoden 55
6.3 Ergebnisse 56
    6.3.1 Teil 1 56
    6.3.2 Teil 2 56
6.4 Diskussion 57
    6.4.1 Teil 1 57
    6.4.2 Teil 2 57
    6.4.3 Fazit 57

7 Literaturverzeichnis 58

8 Anhang 62
8.1 Anhang 1 – Votum Ethikkommission 62
8.2 Anhang 2 – Tabellen 62

2 Einleitung

Inkontinenz bereitet der Menschheit seit Jahrhunderten Beschwerden und war dementsprechend ein beliebtes Betätigungsfeld der damaligen Medizin. Bis Ende des 19. Jahrhunderts wurden zahlreiche Behandlungsmethoden im klinischen Einsatz erprobt. Eine Vielzahl dieser konservativen und operativen Prozeduren war allerdings ohne den erwünschten Erfolg. Heutzutage erscheinen einige Methoden wie subarachnoidale Injektionen von Quecksilber und Lumbalpunktionen eher befremdlich. Auch die operativen Methoden der damaligen Zeit, wie z. B. das Freipräparieren und Torquieren der Harnröhre, waren nicht geeignet, die Harninkontinenz dauerhaft zu heilen.

Durch Howard A. Kelly begann ein neues Zeitalter der operativen Inkontinenztherapie. Bedingt durch die Einfachheit der sogenannten Kelly-Nähte und durch die für die damalige Zeit sehr guten Heilungsraten sollte die Kelly-Naht das 20. Jahrhundert in der operativen Therapie der Harninkontinenz dominieren. Das Verfahren wurde über die Jahre mehrfach modifiziert, wie bei der Kurzarmschlingen-Plastik nach Lahodny, blieb aber bis in die achtziger Jahre des letzten Jahrhunderts dominierend. Dennoch wurden konkurrierende Methoden entwickelt. Zahlreiche neue Verfahren unterschiedlichen Ansatzes kamen auf den Markt: Schlingenplastiken, wie das Zoedler-Band oder die Faszienzügelplastik nach Narik und Palmrich, Nadelsuspensions-Plastiken nach Stamey, Pereyra und Raz. Entweder waren jedoch die Komplikationsraten hoch (Zoedler-Band) oder die Langzeitergebnisse ungenügend (Nadelsuspensionen), sodass sich diese Verfahren nicht durchsetzen konnten.

Mitte des 20. Jahrhunderts wurde von Marschall, Marchetti und Kranz die abdominelle Kolposuspension entwickelt. Die höhere Erfolgsrate führte nach und nach zur Verdrängung der Kelly-Naht. Ende des Jahrhunderts war die Kolposuspension, vor allem in der Modifikation nach Burch, zum Goldstandard der operativen Inkontinenz-Therapie geworden.

Die Kolposuspensions-Operationen stützten sich auf die bis dahin vorherrschende pathophysiologische Sicht der Stress-Harninkontinenz, die Theorie des intraabdominellen Druckausgleichs nach Enhörning. Anfang der neunziger Jahre veröffentlichten Petros und Ulmsten die sogenannte Integraltheorie, ein Erklärungsansatz des vergangenen Jahrhunderts, der sich grundlegend von der Theorie Enhörnings unterschied. Darauf aufbauend entwickelten beide gemeinsam die „intravaginal slingplasty (IVS)". Ulmsten arbeitete an einer Weiterentwicklung dieser Methode, und stellte 1996 der Öffentlichkeit seine spannungsfreie Vaginal-Schlinge vor, das sogenannte Tensionfree Vaginal Tape (TVT).

Das TVT-Verfahren wurde rasch durch gynäkologische Operateure angenommen und Anfang des neuen Jahrtausends vielfach angewandt. Nach Herstellerangaben wurden weltweit über 4 Millionen TVT-Bänder verkauft. Der wirtschaftliche Erfolg der Fa. Gynecare mit dem TVT führte dazu, dass sehr viele Nachahmungsprodukte auf den Markt kamen. Vor allem zu erwähnen ist der transobturatorische Zugang, der heute von vielen Operateuren bevorzugt wird. Dennoch zählt das Tensionfree Vaginal Tape in der klassischen Methode (TVT-Klassik) auch heute zu einer der wichtigsten Prozeduren in der Behandlung der Harninkontinenz.

Im Franziskus-Hospital Harderberg wurden Ende 1999 die ersten TVT-Operationen durchgeführt, wodurch Anfang 2000 die Kolposuspension nach Burch weitestgehend verdrängt wurde. Tensionfree Vaginal Tape lässt sich mit "spannungsfreie Schlinge" übersetzen. Dennoch stellt die Überkorrektur mit Restharnbildung (RH) und Miktionsproblemen eine der häufigsten Komplikationen dar. Die Inzidenz wird weltweit mit einer großen Variation von 0 % bis 42 % angegeben. Daher stellte sich sehr schnell die Frage, wie mit den Überkorrekturen umgegangen werden sollte. Die damaligen Empfehlungen ließen sich in 2 Gruppen einteilen. Einige Operateure bevorzugten die Frühmobilisation mittels Hegarstift. Dabei wurde ein in der Urethra eingeführter Hegarstift kräftig nach unten gezogen, um das TVT-Band dadurch zu lockern. Andere wiederum ließen die Blase zunächst durch intermittierenden Selbstkatheterismus (ISK) oder durch suprapubischen Blasenkatheter (SpK) entleeren, um bei persistierender Blasenentleerungsstörung das Band zu durchtrennen.

Im Franziskus-Hospital Harderberg wurde von Anfang an eine Frühmobilisation durch lateralen Zug am TVT-Band durchgeführt. Dies basierte auf folgenden Überlegungen:

Die paraurethrale Präparation bei TVT ist minimal und eine operationsbedingte Harnröhrenkompression durch Anschwellung des paraurethralen Gewebes stellt eine seltene Komplikation dar. Daraus ergibt sich, dass bereits nach wenigen Tagen vermutlich keine weitere Besserung der Miktion zu erwarten ist. Ein frühes Eingreifen erscheint daher sinnvoll, um den Patientinnen eine längere Phase mit ISK oder SPK zu ersparen.

Die damals favorisierte Hegarstift-Methode ließ jedoch bei der Prozedur keine Kontrolle zu, inwieweit das Band ausreichend mobilisiert war. Gerade bei dem flexiblen TVT-Band ist eine direkte Sicht auf das Band erforderlich, um beurteilen zu können, ob das Band locker ist oder nicht. Weiterhin führt ein mittiger Zug am Band zu dessen Verformung, sodass das Band unterhalb der Harnröhre wie ein dünner Strick deformiert ist.

Trotz der klinischen Relevanz finden sich zehn Jahre danach nur wenige Studien, die sich mit dem Thema befassen. Nach Durchsicht der Literatur finden sich weltweit unterschiedliche Vorgehensweisen und nur geringe Fallzahlen. Diese Studien berichten jedoch alle über sehr positive Erfahrungen bei Anwendung der Frühmobilisation. In der vorliegenden Untersuchung wird überprüft, inwieweit sich diese Ergebnisse bestätigen lassen. Das Thema hat eine hohe Relevanz, da die aktuellste Leitlinie der Deutschen Gesellschaft für Gynäkologie und Geburtshilfe zu Blasenentleerungsstörungen immer noch ein konservatives Vorgehen favorisierte.

Die erste Frührevision wurde im Februar 2000 durchgeführt. In den folgenden 10 Jahren wurden insgesamt 45 Frührevisionen durch lateralen Zug am Band erforderlich. Diese Arbeit soll im Sinne einer Interventionsstudie am Revisionskollektiv die Komplikationsrate und Wirksamkeit der Frühmobilisation prüfen. Weiterhin sollen die postoperativen Ergebnisse des Revisionskollektivs mit denen des Nichtrevisionskollektivs verglichen werden (Vergleichskollektiv). Es soll folgende Hypothese geprüft werden:

Die Frühmobilisation ist eine einfache, ungefährliche, wirksame und geeignete Methode um eine Überkorrektur nach TVT-Klassik zu behandeln.

Die Ungefährlichkeit wird überprüft anhand intraoperativer und postoperativer Komplikationen, die Wirksamkeit anhand der gemessenen Senkung der Restharnmengen, postoperativen Liegedauer und Anzahl der Patientinnen mit suprapubischem Katheter und intermittierendem Selbstkatheterismus bei Entlassung. Bei der Eignung wird das Revisionskollektiv mit dem Nichtrevisionskollektiv auf Zufriedenheit, Kontinenzrate und postoperative Spätkomplikationen wie Urgesymptomatik, Schmerzen und Bandrevisionen verglichen.

3 Die Methodik

3.1 Studiendesign

Seit Ende 1999 werden in den Niels-Stensen-Kliniken, Franziskus-Hospital Harderberg, Klinik für Gynäkologie und Geburtshilfe, TVT-Operationen durchgeführt. Von Anfang an wurden Daten prospektiv gesammelt, um interne Qualitätssicherung und Benchmarking durchzuführen. Dabei wurde eine Datenbank zur Speicherung der gesammelten Daten programmiert.

Für die Studie wurden Daten aus dem Zeitraum vom 2.11.1999 bis zum 31.03.2010 berücksichtigt. In diesem Zeitraum wurden 646 TVT-Klassik-Operationen durchgeführt. Hiervon zeigten 39 Patientinnen eine revisionspflichtige Überkorrektur. Aus der Datenbank wurden zwei Kollektive gebildet. Das erste Kollektiv besteht aus den Patientinnen, die nach der TVT-Klassik-Methode operiert wurden und anschließend eine Frührevision wegen Blasenentleerungsstörung benötigten. Dieses Kollektiv wird im Weiteren das Revisionskollektiv genannt. Das zweite Kollektiv besteht aus den Patientinnen die eine TVT-Klassik erhalten haben, ohne dass eine Frührevision erforderlich wurde. Das zweite Kollektiv stellt das Vergleichskollektiv dar. Die Daten für das Vergleichskollektiv wurden ausschließlich aus der Datenbank bezogen. Für das Revisionskollektiv wurden zusätzlich Daten aus den Akten retrospektiv erfasst.

Die Studie wurde in zwei Teilen durchgeführt. Im ersten Teil wurde im Sinne einer Interventions-Studie untersucht, inwieweit die Frührevision eine einfache, ungefährliche und zugleich wirksame Methode ist, um die Überkorrektur nach TVT-Klassik zu behandeln. Hierzu wurden bereits von Anfang an alle Patientinnen mit einer revisionspflichtigen Überkorrektur einem standardisierten Verfahren unterworfen. Alle 39 Patientinnen sind nach dem unten beschriebenen Schema behandelt worden. Die Einfachheit der Prozedur wurde anhand der OP-Dauer überprüft, die Unbedenklichkeit anhand der aufgetretenen intra- und postoperativen Komplikationen während des stationären Aufenthaltes und die Wirksamkeit durch die prä- und postoperativen Restharnmengen und den Entlassungsdaten evaluiert. Die Daten hierzu wurden retrospektiv aus den Akten gewonnen.

Im zweiten Teil wurde im Sinne einer Prognosestudie untersucht, inwieweit das Revisions-Kollektiv eine schlechtere Prognose aufwies als das Vergleichskollektiv, unter besonderer Berücksichtigung von Erfolgsrate und postoperativen Spätkomplikationen. Diese Daten ergaben sich aus prospektiv erhobenen Angaben. Die Erfolgs- und Komplikationsrate wurde anhand telefonischer Befragungen nach 6 bis 18 Monaten postoperativ festgehalten. Patientinnen, die telefonisch nicht erreichbar waren oder telefonisch keine Auskunft geben wollten, bekamen einen Fragebogen zugesandt (Abb. 1). Falls Komplikationen im Franziskus-Hospital behandelt wurden, wurde die Datenbank mit diesen Daten komplettiert. Als Erfolgsparameter galten Zufriedenheit und Besserung. Bei den Spätkomplikationen wurde vor allem Dranginkontinenz, Schmerzen, Restharn, Harnwegsinfekte und Bandrevisionen berücksichtigt. Um eine höhere Vergleichbarkeit zwischen den Datensätzen zu erreichen, wurden die Befragungen von drei geschulten Ärzten durchgeführt.

3.2 Ein- und Ausschlusskriterien
3.2.1 Revisionskollektiv Teil I

In das Revisionskollektiv I wurden alle Patientinnen aufgenommen, bei denen nach einer TVT-Klassik-Operation eine Frührevision erfolgte. Es wurde nicht unterschieden, inwieweit eine oder zwei Revisionen erforderlich waren. Wenn zwei Revisionen erfolgten, wurden die Ergebnisse nach der zweiten Revision gewertet.

Ausschlusskriterien waren fehlende Dokumentationen in den Patientenakten oder unvollständige Daten über den stationären Aufenthalt in der Datenbank. Fehlende Daten aus der Befragung spielten hier keine Rolle. Andere Simultaneingriffe wie Hysterektomie, vordere Plastik, hintere Plastik oder Vaginofixatio Sakrospinalis nach Amreich-Richter stellten kein Ausschlusskriterium dar.

Es konnten alle 39 revidierten Patientinnen aus der Datenbank eingeschleust werden.

```
                    Fragebogen Inkontinenz-Operationen
                                                          ID:   1


    An
    Oberarzt T. Daabach
    Franziskus-Hospital Harderberg
    Alte Rothenfelder Str. 23
    49124 Georgsmarienhütte



    1. Sind Sie mit dem Ergebnis der Operation zufrieden?
       ☐  Ja
       ☐  Nein


    2. Können Sie das Wasser besser halten als vor der Operation?
       ☐  Ja
       ☐  Nein


    3. Haben Sie als Folge der Operation Beschwerden die Sie vor der Operation
       nicht hatten?
       ☐  Ja
       ☐  Nein

       Falls ja, Welche: _____
                         _____
                         _____



    4. Waren Sie in ärzlicher Behandlung wegen Krankheiten als Folge der
       Operation?
       ☐  Ja
       ☐  Nein

       Falls ja, Welche: _____
                         _____
                         _____



    Vielen Dank für das Ausfüllen des Bogens!
```

Abbildung 1
Fragebogen Inkontinenz-Operationen für den Versand

3.2.2 Revisionskollektiv Teil II

In dem zweiten Teil der Studie waren die Ein- und Ausschlusskriterien dieselben wie im ersten Teil. Zusätzlich wurde jedoch eine Befragung der Patientinnen verlangt wie für das Vergleichskollektiv auch. In dem Revisionskollektiv II wurden 38 Patientinnen mit einbezogen.

3.2.3 Vergleichskollektiv

Aufgenommen in das Vergleichskollektiv wurden alle Patientinnen, bei denen eine TVT-Klassik-Operation ohne Frührevision durchgeführt wurde. Spätrevisionen spielten hier keine Rolle, sondern gingen in die spätere Bewertung ein.

Ausschlusskriterium war eine nicht erfolgte telefonische Befragung nach 6 bis 18 Monaten. Wie oben stellten andere Simultaneingriffe kein Ausschlusskriterium dar. Da das Vergleichskollektiv nur für den zweiten Teil der Studie benötigt wurde, gab es nur ein Vergleichskollektiv. Dieses beinhaltete die Daten von 483 Patientinnen.

3.3 Good Clinical Practice

Bei der telefonischen Befragung wurden die Patientinnen über das Ziel der Datensammlung informiert, und ein mündliches Einverständnis zur Teilnahme, im Sinne eines „informed consent", wurde gegeben. Eine schriftliche Zustimmung wurde nicht verlangt. Es wurde davon ausgegangen, dass durch die Beantwortung der Fragen eine konkludente Willenserklärung vorlag. Für die Fälle, die nur schriftlich befragt werden konnten, wurde ein Anschreiben erstellt, das immer mit gesandt wurde (Abb.2). Dadurch haben alle Patientinnen, bis auf eine, durch ihre aktive Teilnahme an der Befragung ihre Zustimmung zur wissenschaftlichen Nutzung ihrer Daten gezeigt. Eine Patientin aus dem Revisionskollektiv I war für die Befragung nicht mehr erreichbar.

Die Studie wurde der Ethikkommission bei der Ärztekammer Niedersachsen vorgelegt. Die Unterkommission zur Beurteilung medizinischer Forschung kam zu der Ansicht, dass es sich nicht um biomedizinische Forschung am Menschen oder epidemiologische Forschung mit personenbezogenen Daten handelt. Eine Beratung durch die Ethikkommission gemäß § 15 der Berufsordnung der ÄKN sei daher nicht erforderlich (Anhang 1).

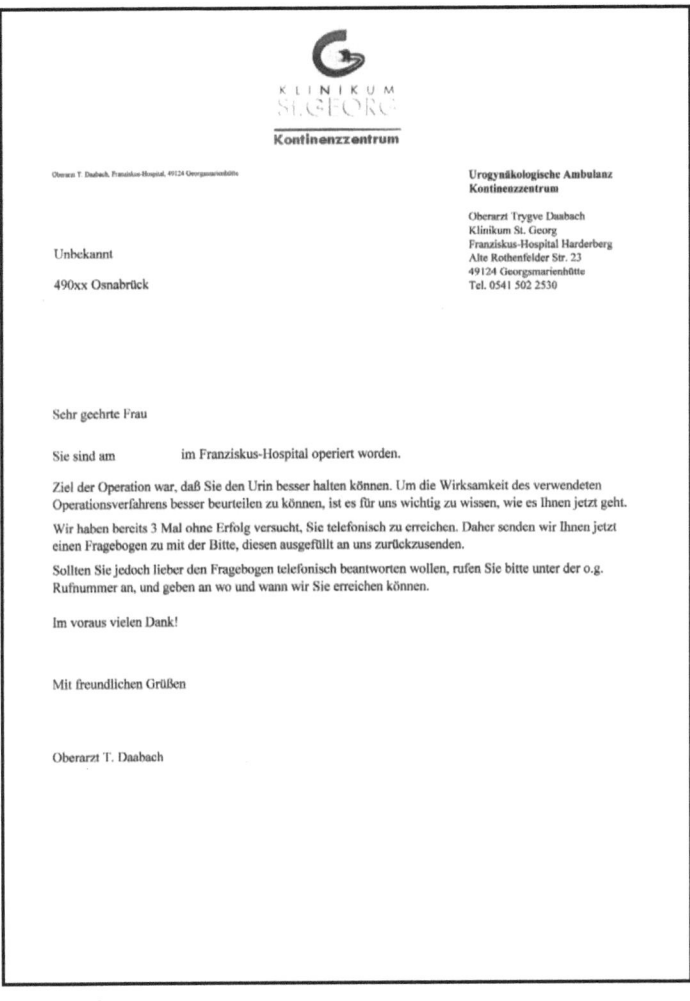

Abbildung 2
Anschreiben für den Versand

3.4 Die Datenbank

Die Datenbank wurde mit der Microsoft Visual Foxpro 7.0 Professional Edition programmiert. Die Datenbank besteht aus 3 Tabellen zur Aufnahme der Daten und einer programmierten menügesteuerten Eingabeoberfläche (Abb. 3). Die erste Tabelle beinhaltet die wichtigsten administrativen Patientendaten (Tabelle 1), die zweite enthält Daten betreffend des stationären Aufenthaltes (Tabelle 2) und die dritte beinhaltet Daten von der Befragung nach 6 bis 18 Monaten (Tabelle 3).

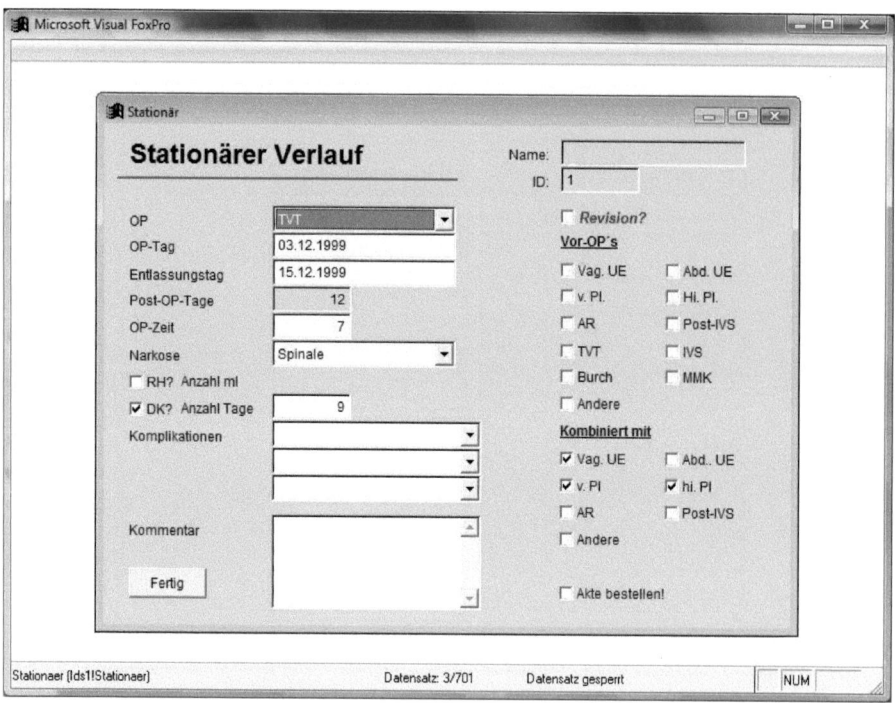

Abbildung 3
Eingabemaske für Tabelle 2 der Datenbank

3.4.1 Tabelle 1

Die Tabelle 1 dient der Aufnahme der Personalien der Patientin - vor allem Name (paname), Vorname (pavorname), Geburtsdatum (pageboren) und Telefonnummer (patelefon). Weiterhin wird hier für jede Patientin eine eindeutige Nummer vergeben (paid). Diese Nummer ist notwendig für Verknüpfungen zwischen den Tabellen. Zusätzlich sind Felder vorhanden, die anzeigen, ob die Patientenakte angefordert werden muss, die Patientin im Verlauf befragt worden oder vielleicht nicht mehr erreichbar ist.

Tabelle 1

Feldname	Feldtyp	Feldbreite	Index	Beschreibung
paid	Integer	4	Ja	Eindeutige Patientennummer
paname	Zeichen	30	Nein	Nachname
pavorname	Zeichen	30	Nein	Vorname
pageboren	Datum	8	Nein	Geburtsdatum
patelefon	Zeichen	12	Nein	Telefonnummer
paakte	Logisch	1	Nein	Aktenanforderung
paerledigt	Logisch	1	Nein	Verlaufsdaten sind erfasst
paverloren	Logisch	1	Nein	Patientin ist nicht mehr erreichbar

3.4.2 Tabelle 2

Tabelle 2 nimmt die Daten auf, die während des stationären Aufenthaltes anfallen - vor allem Operationsmethode, Narkoseart, Schnitt-Naht-Zeit, stationärer Aufenthalt nach dem Eingriff, Revisionen und Komplikationen. Weiterhin werden Vor-Operationen und begleitend durchgeführte Eingriffe festgehalten. Besonderheiten können in ein Textfeld frei eingegeben werden. Das Feld paid dient der Verknüpfung der Tabelle mit weiteren Tabellen und ist analog mit dem Feld paid in Tabelle1.

Tabelle 2

Feldname	Feldtyp	Feldbreite	Index	Beschreibung
paid	Integer	4	Ja	Eindeutige Patientennummer
stop_tag	Datum	8	Nein	Datum der Operation
ste_tag	Datum	8	Nein	Entlassungstag
staufenthalt	Numerisch	2	Nein	Aufenthalt nach dem Eingriff
stop_zeit	Numerisch	3	Nein	Schnitt-Naht-Zeit
naid	Integer	4	Ja	Narkoseart
strh	Logisch	1	Nein	Restharn bei Entlassung
strhml	Numerisch	4	Nein	Restharn in ml bei Entlassung
stdk	Logisch	1	Nein	Dauerkatheter gelegt
stdktage	Numerisch	3	Nein	Anzahl Tage mit Dauerkatheter
strevision	Logisch	1	Nein	Frührevision erfolgt
st_vor_vag_ue	Logisch	1	Nein	Vor-OP: Vag. UE
st_vor_abd_ue	Logisch	1	Nein	Vor-OP: Abd. UE
st_vor_vpl	Logisch	1	Nein	Vor-OP: Vordere Plastik
st_vor_hpl	Logisch	1	Nein	Vor-OP: Hintere Plastik
st_vor_ar	Logisch	1	Nein	Vor-OP: Amreich-Richter
st_vor_pivs	Logisch	1	Nein	Vor-OP: Posteriorer IVS
st_vor_tvt	Logisch	1	Nein	Vor-OP: TVT
st_vor_ivs	Logisch	1	Nein	Vor-OP: Midline IVS
st_vor_burch	Logisch	1	Nein	Vor-OP: Burch
st_vor_mmk	Logisch	1	Nein	Vor-OP: MMK
st_vor_andere	Logisch	1	Nein	Vor-OP: Andere OP
st_komm	Logisch	1	Nein	Kommentar in Klartext (Textfeld)
st_mit_vag_ue	Logisch	1	Nein	OP kombiniert mit vag. UE
st_mit_abd_ue	Logisch	1	Nein	OP kombiniert mit abd. UE
st_mit_vpl	Logisch	1	Nein	OP komb. mit vorderer Plastik
st_mit_hpl	Logisch	1	Nein	OP komb. Mit hinterer Plastik
st_mit_ar	Logisch	1	Nein	OP komb. mit Amreich-Richter
st_mit_pivs	Logisch	1	Nein	OP komb. mit posteriorer IVS
st_mit_andere	Logisch	1	Nein	OP komb. mit anderer OP
koid1	Integer	4	Ja	Komplikationsfeld 1
koid2	Integer	4	Ja	Komplikationsfeld 2
koid3	Integer	4	Ja	Komplikationsfeld 3
opid	Integer	4	Ja	Art der OP

3.4.3 Tabelle 3

Tabelle 3 nimmt die Daten auf, die bei der Befragung der Patientinnen gewonnen werden. Die Befragung erfolgt nach frühestens 6 Monaten und bis auf wenige Ausnahmen innerhalb eines Zeitraumes von 6 bis 18 Monaten. Hier wird das Ergebnis bzw. der Erfolg der Operation befragt. Dazu werden die Patientinnen einerseits gefragt, ob sie mit dem Ergebnis der Operation zufrieden sind, und andererseits ob sie den Urin besser halten können als vor der Operation. Weiterhin wird gefragt, ob Beschwerden als Folge der Operation vorhanden sind und ob die Patientinnen als Folge der Beschwerden eine ärztliche Behandlung erfahren haben. Hierzu sind Felder für die Beschwerden Urge, Schmerzen, Restharn, rezidivierende Harnwegsinfekte und sonstige Beschwerden vorgegeben. Für die ärztlichen Behandlungen sind die Felder Bandrevision, Blasensedierung, rezidivierende Harnwegsinfekte und sonstige Behandlungen vorgegeben. Sonstige Beschwerden und Behandlungen können in ein Textfeld dokumentiert werden. Zur Organisation der Befragung dienen die Felder Anzahl der Anrufe, abgesandter Fragebogen, erledigt und verloren.

Tabelle 3

Feldname	Feldtyp	Feldbreite	Index	Beschreibung
Paid	Integer	4	Ja	Eindeutige Patientennummer
vezufrieden	Zeichen	4	Nein	Ergebnis zufriedenstellend
vebesser	Zeichen	4	Nein	Besserung vorhanden
vebeschw	Zeichen	4	Nein	Beschwerden durch die OP
verh	Logisch	1	Nein	Restharn
veurge	Logisch	1	Nein	Drangsymptomatik
vehwi	Logisch	1	Nein	Harnwegsinfekte
veschm	Logisch	1	Nein	Schmerzen
vebeschwsonst	Logisch	1	Nein	Sonstige Beschwerden
vebehand	Zeichen	4	Nein	Behandlung durch die OP bedingt
veband	Logisch	1	Nein	Bandrevision
veblasensed	Logisch	1	Nein	Blasensedierung
vebehandsonst	Logisch	1	Nein	Sonstige Behandlungen
vekommentar	Memo	4	Nein	Kommentar in Klartext (Textfeld)
veanrufnr	Zeichen	2	Nein	Anruf Nummer
vebrief	Logisch	1	Nein	Fragebogen abgesandt
veerledigt	Logisch	1	Nein	Befragung abgeschlossen
vebehandhwi	Logisch	1	Nein	Behandlung von HWI

3.5 Weitere Daten des Revisionskollektives

Für das Rezidivkollektiv wurden zusätzlich zu den Eintragungen in der Datenbank weitere Informationen für die Beurteilung der Wirksamkeit und die Verträglichkeit der Methode gesammelt. Hierzu wurden aus den Akten der 39 Revisionsfälle die OP-Zeiten der Rezidiv-Operationen, die Anzahl der Revisionen, das Narkoseverfahren der Revision, die aufgetretenen Komplikationen, die Restharnmengen vor und nach der Revision, der stationäre Aufenthalt nach Revision und der Entlassungssituation festgehalten. Erforderliche Nachuntersuchungen wegen persistierender hoher Restharnmengen wurden auch dokumentiert. Die untersuchten Komplikationen waren intraoperative Blutungen, intraoperative Verletzungen, postoperative Infektionen und Wundheilungsstörungen. Diese Daten wurden in eine neue Tabelle gespeichert, um sie mit den anderen Daten aus der Datenbank verknüpfen zu können. Hierdurch waren komplexe Datenbankabfragen jederzeit möglich.

3.6 TVT (Tensionfree Vaginal Tape)

Die TVT-Operationen wurden in Anlehnung an das Originalkonzept von Ulfsten [32] durchgeführt.

Die Operation erfolgte nahezu ausnahmslos in der Kombination örtlicher Betäubung, Analgesie und Sedierung. Die Sedierung erfolgte mit Propofol und die Analgesie im Allgemeinen mit Piritramid. Alternativ wurde zur Analgesie auch Sufentanil benutzt. Dieses wird von der Anästhesie-Abteilung nach Bedarf dosiert. Eine durchschnittliche Dosierung wäre 4 - 6 mg Piritramid und 40 - 60 mg Propofol. Die Medikamente wurden meistens als Bolus verabreicht, wobei ein Bolus vor der OP und ein Bolus vor dem Durchstechen der TVT-Nadeln gegeben wurde. Intraoperativ wurde eine Antibiotika-Prophylaxe mit Cefazolin 2 g und Metronidazol 500 mg durchgeführt.

Die Operationen wurden in Steinschnittlagerung durchgeführt, wobei darauf geachtet wurde, dass die Beine nicht über 90 Grad hinaus gebeugt wurden. Die Desinfektion erfolgte mit Braunol® und betraf das Gesäß, das äußere Genitale und den Unterbauch.

Die Lokalanästhesie wurde mit Prilocain 0,5 % mit Epinephrin durchgeführt, verdünnt auf die Hälfte mit NaCl 0,9 %. Hiervon wurden 2x10 ml subcutan suprasymphysär injiziert, 2x20 ml retropubisch von abdominal, 10 ml suburethral und 2x15 ml retropubisch von vaginal.

Nach der Lokalanästhesie wurden 2 Stichinzisionen suprasymphysär, jeweils 2 cm von der Mittellinie entfernt, durchgeführt. Ein weiterer 1,5 cm langer Schnitt wurde suburethral, 1 cm von der Harnröhrenöffnung entfernt, gelegt. Rechts und links der Harnröhre wurde mit der Präparierschere ein Tunnel bis unter den Schambeinbogen präpariert. Anschließend wurde die Harnblase mit einem Katheter entleert und es wurde der Katheterspanner mit einem 18 Ch. Dauerkatheter eingeführt. Der Katheter wurde zunächst nach rechts geführt, um den Blasenhals nach links zu distanzieren. Dabei wurde die TVT-Nadel rechts retrosymphysär bis vor die Bauchdecke hochgestochen. Im Bereich des Schambeinbogens wurde das Diaphragma urogenitale als erster Widerstand durchstoßen. Im weiteren Verlauf durchwanderte die Nadel das Cavum Rezii, bis mit der Bauchwandfaszie der zweite Widerstand überwunden wurde. Danach kam die Nadel durch die Haut zum Vorschein. Anschließend wurde der Katheter nach links geführt und die zweite Nadel in gleicher Weise eingeführt. Um die Integrität der Blase zu überprüfen und Verletzungen auszuschließen, wurde mit einem 70°, 19 Ch. Zystoskop die Blase gespiegelt. Dabei wurde das Zystoskop eingeführt und die Blase mit 300 ml NaCl 0,9 % aufgefüllt. Bei den Blasenspiegelungen wurde vor allem auf Verletzungen geachtet, es wurde jedoch auch nach anderen Besonderheiten gesucht. Nach der Zystoskopie wurde das Instrument entfernt und es verblieben 300 ml NaCl in der Blase.

Die TVT-Nadeln wurden anschließend bis vor die Bauchdecke durchgezogen und vom Band getrennt. Danach wurde das Band angepasst. Bei der Anpassung wurde das Band angezogen und zugleich mit der Präparierschere zurückgehalten. Der Hustentest wurde durchgeführt. Das Ziel war dabei nicht das Band so stramm zu ziehen, dass kein Urin mehr verloren wurde. Vielmehr wurde auf Urinabgang und Beweglichkeit des Beckenbodens geachtet. Wenn beim Hustentest bereits vor der Bandanpassung kein Urin abging, wurde das Band lediglich locker unterhalb der Harnröhre gelegt. Falls Urin abging, wurde das Band meistens so gelegt, dass bei kräftigem Husten eben etwas Urin verloren wurde. Die Kunststoffhülsen wurden sukzessive entfernt. Um evt. Verschiebungen des Bandes zu erkennen, wurde immer mit einem Hustentest abgeschlossen. Danach wurden die überschüssigen Bandenden entfernt. Die Haut wurde mit zwei Nähten Ethilone 3/0 verschlossen und für die Scheidenhaut wurden zwei bis drei Nähte Vicryl 2/0 angewandt. Die Operation wurde abgeschlossen, indem die Harnblase entleert wurde.

Die Operationen wurden von insgesamt fünf Ärzten des Franziskus-Hospitals Harderberg durchgeführt.

3.6.1 Das postoperative Management

Postoperativ wurde die Patientin bei einer Dauer von maximal einer halben Stunde im Aufwachraum überwacht. Danach wurde sie auf die Normalstation zurückverlegt.

Auf Station wurde die Patientin nach 3 Stunden aufgefordert, sich zur Toilette zu begeben. Falls die Patientin nach eigenem Gefühl normal miktionieren konnte, wurde erst am nächsten Tag eine sonographische Restharnkontrolle durchgeführt. Der Restharn wurde anhand von drei Messwerten aus zwei Ebenen bestimmt. Hierzu wurden verschiedene Geräte der Firma Siemens benutzt. Fand sich hier kein Restharn über 100 ml, wurden keine weiteren Maßnahmen am ersten postoperativen Tag durchgeführt. Am zweiten postoperativen Tag wurde eine Abschlussuntersuchung durchgeführt und bei unauffälligem Befund die Patientin entlassen.

Konnte die Patientin jedoch nach 3 Stunden nicht urinieren, wurde die Blase sonographiert. Fand sich eine volle Blase (über 300 ml), wurde einmalkatheterisiert, ansonsten wurde weiter abgewartet. Nach einer Einmalkatheterisierung bekamen die Patientinnen standardmäßig 3x50 mg Betanechol und 2x10 mg Phenoxybenzamin als Dauerbehandlung verabreicht. War die Blase dennoch ein zweites Mal nicht zu entleeren, wurde für die Nacht ein Dauerkatheter gelegt. Am nächsten Morgen wurde der Katheter wieder entfernt. Danach sollte die Patientin wieder nach 3 Stunden die Toilette aufsuchen. Falls eine Miktion erneut nicht möglich war, wurde wie am OP-Tag einmalkatheterisiert. Wenn auch am ersten postoperativen Tag keine ausreichende Miktion zustande kam, bekam die Patientin wieder für die Nacht einen Dauerkatheter. Am zweiten postoperativen Tag war das Vorgehen wie am ersten postoperativen Tag. Am dritten Tag morgens blieb die Patientin nüchtern und der Dauerkatheter wurde entfernt. Wenn der Restharn nach der Miktion sonographisch weiterhin > 100 ml betrug, wurde eine Frührevision durchgeführt.

Abweichungen vom Standard fanden jedoch statt. Konnten die Patientinnen am ersten postoperativen Tag keinen Tropfen Urin lassen, wurde gelegentlich auch sofort revidiert, manchmal wurde auch noch länger als 72 Stunden gewartet. Die Revision galt noch als Frührevision, solange die vorhergehende Operation nicht länger als 10 Tage zurücklag.

3.7 Die Revision

Die Revision wurde entweder in einer Allgemeinnarkose oder erneut in Lokalanästhesie mit Sedierung durchgeführt. Die Sedierung erfolgte nach demselben Schema wie für eine TVT-Klassik-Operation. Bei der Lokalanästhesie wurde 10 ml Prilocain 1 % paraurethral verteilt, und 2x15 ml an den Bandverlauf unterhalb der Symphyse gegeben.

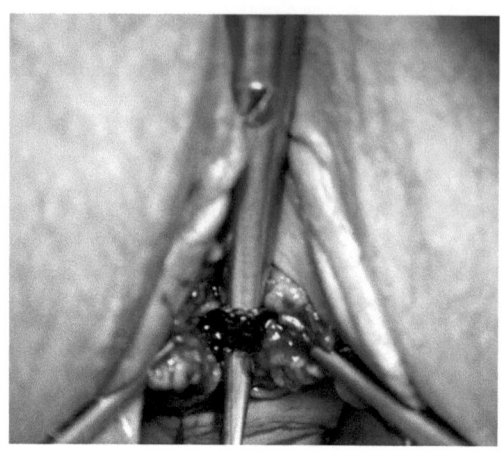

Abbildung 4
Darstellen des Bandes mit der Schere

Intraoperativ wurde eine Antibiotika-Prophylaxe mit Cefazolin 2 g und Metronidazol 500 mg, beides intravenös durchgeführt.

Der Eingriff begann mit dem Eröffnen der Scheidenhautwunde. Hierzu wurden die Fäden in der Scheidenwunde entfernt und die Wunde wurde gespreizt. Jetzt war das Band meist immer gut sichtbar. Das Band wurde mit der geschlossenen Präparierschere angehoben und mit einer stumpfen Klemme so weit seitlich wie möglich gefasst (Abbildung 4). Anschließend wurde am Band gezogen, bis deutlich spürbar ein Ruck vorhanden war. Erst jetzt hatte sich das Band aus der Verankerung gelöst und federte nicht zurück in die alte Position (Abbildung 5). Hiernach wurde die Scheidenwunde erneut mit 2 Vicryl-Nähten in der Stärke 2/0 verschlossen.

Die Frühmobilisationen wurden von den drei erfahrensten Operateuren durchgeführt.

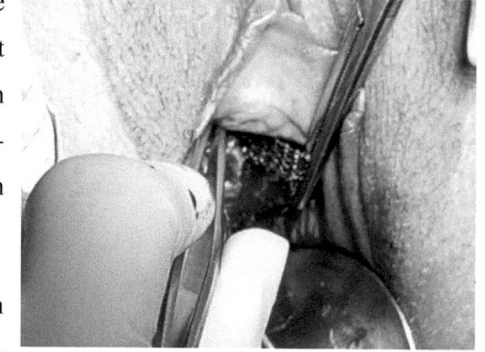

Abbildung 5 Das Band ist gelockert.

3.8 Management nach der ersten Revision

Das postoperative Management war identisch zu dem Vorgehen nach dem Ersteingriff. Falls wieder bis zum dritten postoperativen Tag keine ausreichende Miktion zustande kam (Restharn sonographisch ≤ 100 ml), wurde erneut revidiert.

Die zweite Revision verlief ähnlich der ersten Revision. Jedoch wurde jetzt meistens eine Allgemeinanalgesie aufgrund der zunehmenden psychischen Belastung der Patientinnen bevorzugt. Weiterhin wurde nun verstärkt darauf geachtet, dass wirklich ein Ruck, bzw. eine Verschiebung des Bandes vorhanden war.

3.9 Management nach der zweiten Revision

Nach der zweiten Revision war das Vorgehen zunächst identisch zum Vorgehen nach dem Ersteingriff. Kam jedoch bis zum dritten postoperativen Tag keine ausreichende Spontanmiktion zustande (Restharn sonographisch $\leq$ 100 ml), wurde nicht mehr revidiert. Fand sich jetzt subjektiv eine ausreichende Miktion und lagen die sonographisch gemessenen Restharnmengen $\leq$ 150 ml, wurde die Patientin entlassen. War die Miktion subjektiv ausreichend, die sonographischen Residuen jedoch > 150 ml, wurde die Patientin entlassen und ein Kontrolltermin vereinbart. War jedoch die Miktion subjektiv gestört, wurde ein suprapubischer Katheter gelegt und die Patientin entlassen. Eine Kontrolle wurde für ein bis zwei Wochen später vereinbart.

3.10 Statistische Methoden

Die Statistik und Grafiken wurden mit Winstat für Excel in der Version 2009.1 erstellt. Da in Winstat nicht alle Tests zur Verfügung standen, wurden einige Berechnungen mit dem Programm Primer of Biostatistics in der Version 5.0 durchgeführt. Vereinzelt wurde auch auf Java-Applets aus dem Internet zurückgegriffen. Die einzelnen Tests mit Angaben zur Benutzung und Quelle finden sich in Tabelle 4.

Tabelle 4

Getestete Messdaten	Testmethode und Quelle
Allgemeine Statistik und Grafiken	Winstat für Excel Version 2009.1 www.winstat.de
Allgemeine Statistik	Primer of Biostatistics 5.0
Vergleich RH_vor und RH_nach Revision	Vorzeichentest (Sign-Test) Phonetic Sciences Faculty of Humanities University of Amsterdam www.fon.hum.uva.nl/Service/Statistics.html
Vergleich Kontrollgruppe vs. Revisionskollektiv_II	Baumdiagramm Clark O; Djulbegovic B. Forest plots in excel software (Data sheet). www.evidencias.com/forest01.xls
Vergleich Kontrollgruppe vs. Revisionskollektiv_II	Kreuztabelle, Konfidenzintervall, Odds Ratio, Chi-Square und Fishers Exact Test. Interactive Statistical Pages www.statpages.org/ctab2x2.html
Berechnung der Power	DSS Research www.dssresearch.com/toolkit/spcalc/power_p2.asp

4 Die Ergebnisse

In dem Zeitraum von Dezember 1999 bis März 2010 wurden insgesamt 701 Inkontinenz-Eingriffe im Niels-Stensen-Kliniken, Franziskus-Hospital Harderberg durchgeführt. Hiervon waren 646 Eingriffe in der klassischen retropubischen Methode. Bei 607 (94 %) von den 646 Patientinnen kam es innerhalb von 72 Stunden zu einer ausreichenden Blasenentleerung. Bei 39 (6 %) war eine Frühmobilisation erforderlich. Von den 607 Patientinnen mit TVT-Klassik ohne Miktionsstörung konnten 483 (79,6 %) nachbeobachtet werden. In der TVT-Klassik-Gruppe mit Frühmobilisation ließen sich 38 (97,4 %) nachverfolgen. Insgesamt wurden in dem Revisionskollektiv I 39 Patientinnen aufgenommen und in dem Revisionskollektiv II 38 Patientinnen. Das Vergleichskollektiv bestand aus 483 Frauen.

4.1 Revisionskollektiv I

Das Revisionskollektiv I bestand aus 39 Probandinnen. Das mittlere Alter betrug 60.9 Jahre ± 11,5 Jahre (Standardabweichung), die jüngste Patientin war 39 Jahre und die älteste 82 Jahre. Der Median lag bei 62 Jahren. Bei sechs Frauen wurden zwei Revisionen durchgeführt (15,4 %). Es fand in keinem Fall eine dritte Bandlockerung statt. Die Gesamtzahl der Revisionseingriffe betrug 45. Durchschnittlich waren 1,15 Bandrevisionen erforderlich, um ein zufriedenstellendes Ergebnis zu erlangen. Anamnestisch fand sich bei zwölf der Frauen (30,8 %) ein Zustand nach vaginaler Hysterektomie und bei sechs (15,4 %) ein Zustand nach abdomineller Hysterektomie. Insgesamt waren 18 von 39 Frauen (46,2 %) bereits hysterektomiert. Schlingenplastiken mit spannungsfreier Schlinge waren bei keiner der Patientinnen gelegt worden, es fand sich jedoch eine Kolposuspension nach Burch und eine Kolposuspension nach Raz in der Vorgeschichte. Eine vordere Plastik war bereits bei fünf der Frauen (12,8 %) durchgeführt worden, eine hintere Plastik mit oder ohne Vaginofixatio Sacrospinale nach Amreich-Richter bei sechs Frauen (15,4 %). Weder Inkontinenz noch plastische Vor-Operationen fanden sich bei 32 der 39 Probandinnen (82,1 %).

Simultaneingriffe wurden bei acht der 39 TVT-Operationen durchgeführt (20,5 %). Davon waren drei vaginale Hysterektomien (7,7 %), zwei vordere Plastiken (5,1 %), fünf hintere Plastiken (12,8 %), drei Vaginofixatio Sacrospinale nach Amreich-Richter (7,7 %) und eine posteriore IVS (2,6 %).

Bei 31 Frauen (79,5 %) wurden keine zusätzlichen Eingriffe durchgeführt. Als Narkoseverfahren wurde bei der Primäroperation in 37 der Fälle eine Lokalanästhesie mit Analgosedierung gewählt. Lediglich in einem Fall (2,6 %) wurde eine Katheter-Periduralanästhesie mit Sufentanyl durchgeführt, und in einem weiteren Fall (2,6 %) eine Spinalanästhesie. Die mittlere Eingriffszeit der Schlingeneinlage betrug 25,9 Min. ± 7 Min.

Bei den 39 Probandinnen wurden insgesamt 45 Bandlockerungen durchgeführt. Als Narkoseverfahren wurde in 37 Fällen (82,2 %) eine Lokalanästhesie in Kombination mit einer Analgosedierung gewählt. Acht Mal (17,8 %) wurde eine Maskennarkose durchgeführt. Die durchschnittliche OP-Zeit betrug 13,7 Min. ± 5,7 Min. Grafik 1 zeigt eine Gegenüberstellung der OP-Zeiten von TVT und Revision mit dem 95 % Vertrauensbereich.

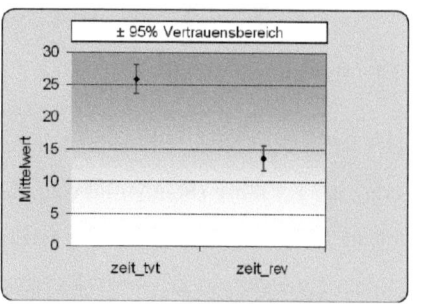

Grafik 1

Der durchschnittliche Restharnwert vor der Revision betrug 503 ml ± 51 ml, der Median lag bei 400 ml. Die maximale gemessene Restharnmenge lag bei 1200 ml, die minimale bei 100 ml. Postoperativ, nach einer oder zwei Revisionen, lag die Restharnmenge durchschnittlich bei 69 ml ± 16 ml, der Median bei 30 ml. Der postoperative Maximalwert lag bei 500 ml, der Minimalwert bei 0 ml. Die durchschnittliche Absenkung der Restharnwerte lag bei 435 ml ± 49 ml und die mediane Absenkung bei 350 ml. Die maximale Absenkung betrug 1100 ml und die minimale 75 ml.

Bei der statistischen Auswertung der Restharnmenge vor und nach Revision zeigte sich, dass das Merkmal rh-nach keine Normalverteilung aufwies (siehe Grafik zwei und Grafik drei). Selbst eine Box-Cox-Transformation der Daten ergab keine Normalverteilung, sodass hier ein nicht parametrisches Prüfverfahren gewählt wurde. Eine Überprüfung mit dem Paar-Differenz-Test nach Wilcoxon ergab für das Senken der Restharnwerte eine Signifikanz von $p < 0{,}001$. Da die Variabilität der Daten sehr unterschiedlich war (102066 zu 9506), wurde zusätzlich der Vorzeichen-Test als sehr

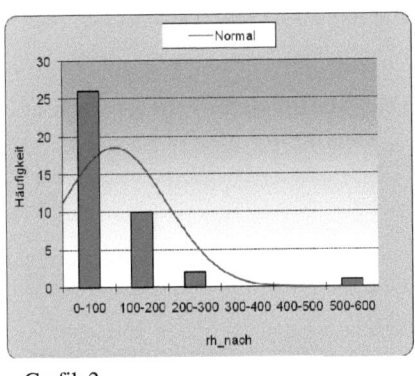

Grafik 2

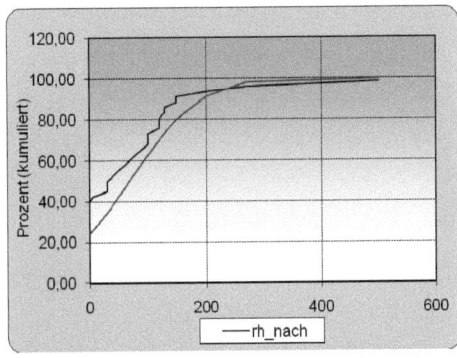

Grafik 3

robustes Prüfverfahren herangezogen. Hierdurch ergab sich ebenfalls eine Senkung der Restharnwerte mit einer Signifikanz von $p < 0{,}001$.

Das primäre Ziel, den Restharn auf 100 ml oder weniger zu senken, konnte bei 29 (74,4 %) der Probandinnen erreicht werden. Bei zehn der 39 Frauen (25,6 %) lagen die Werte über 100 ml. Das sekundäre Ziel, Restharnwerte ≤ 150 ml zu erreichen, gelang bei 36 Probandinnen (92,3 %). Von den drei Frauen mit Restharnwerten über 150 ml hatten zwei Frauen eine subjektiv ausreichende Blasenentleerung (paid 189 und 217). Diese zwei Frauen wurden entlassen und bekamen einen Termin zur ambulanten Restharnkontrolle. Am zweiten Tag nach der Entlassung konnte die Patientin 189 bereits restharnfrei miktionieren, während die Patientin 217 am 21. Tag nach der Entlassung einen Restharn von 100 ml aufwies. Bei der Patientin mit subjektiv unvollständiger Blasenentleerung (paid 463) wurde vor der Entlassung ein suprapubischer Katheter gelegt. Zwölf Tage nach Entlassung konnte die Patientin restharnfrei miktionieren und der suprapubische Katheter konnte entfernt werden. Insgesamt konnten 38 der 39 Frauen (97,4 %) ohne Katheter oder ISK entlassen werden. Lediglich eine Patientin musste mit suprapubischem Katheter versorgt werden. Der Katheter konnte nach zwölf Tagen bei ausreichender Miktion gezogen werden.

Die postoperative Revision erfolgte durchschnittlich 2,6 Tage ± 0,2 Tage nach der Erst-Operation. Die kürzeste Zeit bis zur Revision betrug ein Tag, die längste fünf Tage. Nach der letzten Revision blieben die Patientinnen im Durchschnitt 3,5 Tage ± 0,4 Tage im Krankenhaus. Die kürzeste Zeit bis zur Entlassung betrug ein Tag, die längste zwölf Tage. Tabelle fünf zeigt die wichtigsten Rohdaten zum Revisionskollektiv (Anhang 2).

4.2 Revisionskollektiv II

Das Revisionskollektiv II bestand größtenteils aus den Patientinnen des Revisionskollektivs I. Zusätzlich wurde hier eine erfolgte Befragung nach 6 bis 18 Monaten verlangt. Eine der 39 Patientinnen des Revisionskollektivs war bei der Befragung nicht erreichbar und musste ausgeschlossen werden. Somit bestand das Revisionskollektiv II aus 38 Patientinnen. Das Durchschnittsalter betrug 61,3 Jahre ± 11,4 Jahre (Standardabweichung), die jüngste Patientin war 39 Jahre und die älteste 82 Jahre. Der Median lag bei 62 Jahren. Zwei Revisionen wurden bei sechs Frauen durchgeführt (15,8 %). In keinem Fall fand eine dritte Bandlockerung statt. Die Gesamtzahl der Revisionseingriffe betrug 44. Durchschnittlich wurden 1,16 Bandrevisionen gebraucht, um ein zufriedenstellendes Ergebnis zu bekommen. Anamnestisch fand sich bei zwölf der Frauen (31,6 %) ein Zustand nach vaginaler Hysterektomie und bei sechs (15,8 %) ein Zustand nach abdomineller Hysterektomie. Insgesamt waren 18 von 38 Frauen (47,4 %) bereits hysterektomiert. Schlingenplastiken mit spannungsfreier Schlinge waren bei keiner der Patientinnen gelegt worden, es fand sich jedoch eine Kolposuspension nach Burch und eine Kolposuspension nach Raz in der Vorgeschichte. Eine vordere Plastik war bereits bei fünf der Frauen (13,2 %) durchgeführt worden, eine hintere Plastik mit oder ohne Vaginofixatio Sacrospinale nach Amreich-Richter bei sechs Frauen (15,8 %). Weder Inkontinenz noch plastische Vor-Operationen fanden sich bei 31 der 38 Probandinnen (81,6 %).

Simultaneingriffe wurden bei acht der 38 TVT-Operationen durchgeführt (21,1 %). Davon waren drei vaginale Hysterektomien (7,9 %), zwei vordere Plastiken (5,3 %),

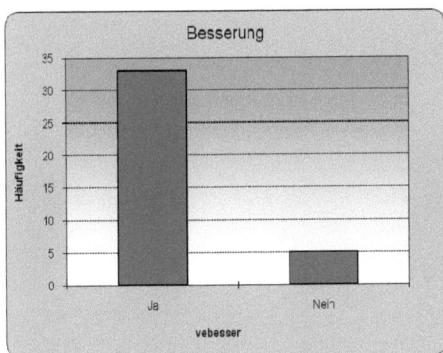

Grafik 4
vebesser = Besserung nach TVT + Revision

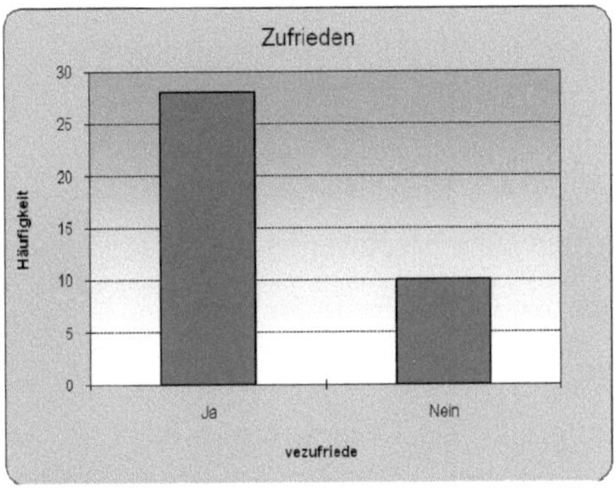

Grafik 5
vezufrieden = Zufrieden nach TVT + Revision

fünf hintere Plastiken (13,2 %) drei Vaginofixatio Sacrospinale nach Amreich-Richter (7,9 %) und eine posteriore IVS (2,6 %). Bei 30 Frauen (79,0 %) wurden keine zusätzlichen Eingriffe durchgeführt. Als Narkoseverfahren wurde bei der Primäroperation in 36 der Fälle (94,7 %) eine Lokalanästhesie mit Analgosedierung gewählt. Lediglich in einem Fall (2,6 %) wurde eine Katheter-Periduralanästhesie mit Sufentanil durchgeführt, und in einem weiteren Fall (2,6 %) eine Spinalanästhesie. Die mittlere Eingriffszeit der Schlingeneinlage lag bei 26,0 Min. ± 7,0 Min., der Median betrug 25 Min.

Bei der telefonischen Befragung nach 6 bis 18 Monate gaben 28 der 38 Frauen an, mit dem operativen Ergebnis zufrieden zu sein (73,8 % - Grafik fünf). Eine Besserung der Inkontinenz fand sich bei 33 Patientinnen (86,8 % - Grafik vier). Zwölf Patientinnen (31,6 %) gaben an, Beschwerden nach der Operation zu haben, die sie vorher nicht hatten, 26 von 38 (68,4 %) hatten keine Beschwerden. Restharnbeschwerden beklagte eine der 38 Probandinnen (2,6 %). Drangprobleme wurden von drei Patientinnen (7,9 %) beklagt. Eine schmerzproblematik wurde von allen 38 befragten Frauen verneint. Am häufigsten wurden Harnwegsinfekte mit 10,5 % erwähnt (vier von 38). Fünf Frauen gaben sonstige Beschwerden an (13,2 %). Unter sonstigen Beschwerden wurden jeweils einmal langsamer Harnfluss, Verschlechterung Stress – Harninkontinenz, Rückenschmerzen und Pruritus genannt. Eine Frau hatte keine Angaben zu den Beschwerden gemacht. Eine grafische Darstellung der Beschwerden nach der TVT-Revision zeigt die Grafik sechs. Sieben Probandinnen (18,4 %) gaben an, sich aufgrund von Beschwerden als Folge der Operation in Behandlung zu befinden. Eine Patientin wurde aufgrund von Drangbeschwerden mit Anticholinergika behandelt. Drei Frauen (7,9 %) wurden regelmäßig aufgrund rezidivierender Harnwegsinfekte behandelt. Partielle Bandresektionen wurden bei drei Patientinnen (7,9 %) durchgeführt. Zweimal war die Ursache eine Urge-Problematik und einmal eine Restharnproblematik. Die wichtigsten Rohdaten im Revisionskollektiv II werden in Tabelle sechs dargestellt (Anhang 2).

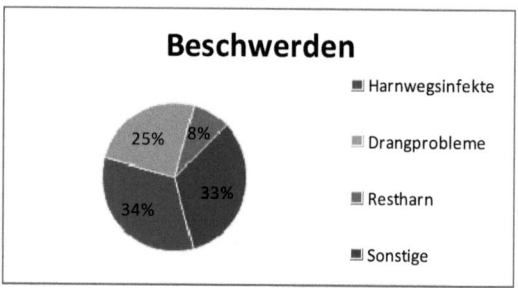

Grafik 6 – Beschwerden nach TVT-Revision, Prozentuale Verteilung

4.3 Kontrollkollektiv

Das Kontrollkollektiv besteht aus 483 Frauen. Diese Frauen sind alle im Franziskus-Hospital mit der TVT-Klassik-Methode operiert worden. Keine der Frauen brauchte eine Revisionsoperation nach der TVT-Prozedur und alle wurden innerhalb von 6 bis 18 Monaten nach der Operation befragt.

Das Durchschnittsalter betrug 59,1 Jahre ± 11,8 Jahre, die jüngste Patientin war 30 Jahre und die älteste 87 Jahre. Der Median lag bei 60 Jahren. Anamnestisch wurde bereits bei 112 der 483 Frauen (23,2 %) eine vaginale Hysterektomie und bei 46 (9,5 %) eine abdominelle Hysterektomie durchgeführt. Insgesamt waren 158 von 483 Frauen (32,7 %) bereits hysterektomiert. Schlingenplastiken mit spannungsfreien Schlingen waren bei drei der Patientinnen (0,6 %) gelegt worden und es fanden sich vier Kolposuspensionen nach Burch (0,8 %) und sieben Kolposuspensionen nach MMK (1,5 %) in der Vorgeschichte. Eine vordere Plastik war bereits bei 66 Patientinnen (13.7 %) durchgeführt, eine hintere Plastik mit oder ohne Vaginofixatio Sacrospinale nach Amreich-Richter bei 67 (13,9 %). Vier Frauen hatten ein Pro-Lift anterior gelegt bekommen (0,8 %). Bei drei Frauen lag ein Zustand nach Wertheim-Prozedur vor (0,6 %). Sonstige Vor-Operationen ohne nähere Angaben wurden von 22 Frauen angegeben. Weder Inkontinenz-Eingriffe noch plastische Vor-Operationen fanden sich bei 396 der 483 Probandinnen (82,0 %).

Simultaneingriffe wurden bei 99 der 483 TVT-Operationen durchgeführt (20,5 %). Davon waren 59 vaginale Hysterektomien (12,2 %), zwei abdominelle Hysterektomien (0.4 %), zwei vordere Plastiken (0,4 %), 25 hintere Plastiken (5,2 %), zwölf Vaginofixatio Sacrospinale nach Amreich-Richter (2,5 %) und eine posteriore IVS (0,2 %). Sonstige Simultanoperationen ohne weitere Angaben wurden in 29 Fällen durchgeführt (6 %). Bei 384 Frauen (79,5 %) wurden keine zusätzlichen Eingriffe durchgeführt. Als Narkoseverfahren wurde bei der Bandeinlage in 449 der 483 Fälle

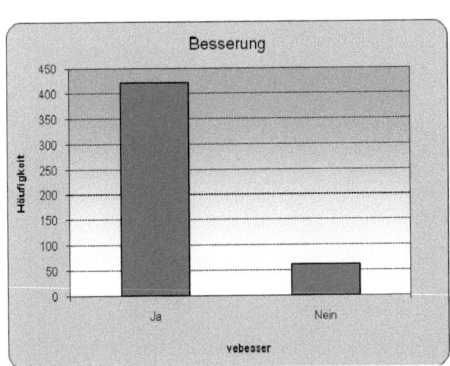

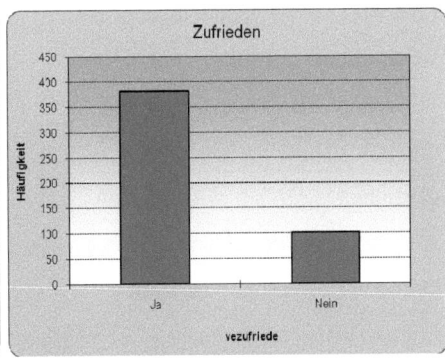

Grafik 7
vebesser = Besserung nach TVT

Grafik 8
vezufrieden = Zufrieden nach TVT

(92,3 %) eine Lokalanästhesie mit Analgosedierung gewählt. In siebzehn Fällen (3,5 %) wurde eine Katheter-Periduralanästhesie mit Sufentanil durchgeführt und in zwei weiteren Fällen (0,4 %) eine Spinalanästhesie. Eine Vollnarkose (Intubation, Larynxmaske oder Maske) wurde bei zwölf Frauen eingesetzt (2,5 %), in fünf Fällen wurden keine Angaben gemacht. Die mittlere Eingriffszeit der Schlingeneinlage lag bei 25,7 Min. ± 8,2 Min., der Medianwert betrug 25 Min.

Bei der telefonischen Befragung nach 6 bis 18 Monaten gaben 382 der 483 Frauen an, mit dem operativen Ergebnis zufrieden zu sein (79,1 % - Grafik 7). Eine Besserung der Inkontinenz fand sich bei 421 Patientinnen (87,2 % - Grafik 8). 115 Patientinnen (23,9 %) gaben an, Beschwerden nach der Operation zu haben, die sie vorher nicht hatten, 366 von 483 (76,1 %) hatten keine Beschwerden. Restharnbeschwerden beklagten sieben von 483 (1,5 %). Drangprobleme wurden von 27 Patientinnen (5,6 %) beklagt. Harnwegsinfekte wurden von 29 befragten Frauen bejaht (6,0 %). Am häufigsten wurde die Schmerzproblematik mit 6,4 % beschrieben (31 von 483). Dreißig Frauen gaben sonstige Beschwerden an (6,2 %). Eine grafische Darstellung der Beschwerden nach der TVT-Revision zeigt die Grafik neun. Unter sonstige Beschwerden wurde jeweils zehnmal langsamer Harnfluss (2,1 %), siebenmal Reizblase, viermal Verschlechterung Stressharninkontinenz, viermal Schmerz-Symptomatik, dreimal Netzarrosion, zweimal Nachträufeln, zweimal Senkungsprobleme und einmal Fistelbildung genannt (Tabelle 7, Anhang 2). Zweiundachtzig Frauen (17,0 %) gaben an sich in Behandlung aufgrund von Beschwerden als Folge der Operation zu befinden. Vierzehn Patientinnen (2.9 %) wurden mit Anticholinergika aufgrund von Drangbeschwerden behandelt.

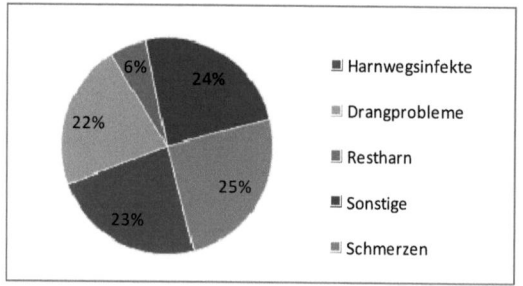

Grafik 9 - Beschwerden nach TVT, prozentuale Verteilung

Einundzwanzig Frauen (4,4 %) wurden regelmäßig aufgrund rezidivierender Harnwegsinfekte behandelt. Partielle Bandresektionen wurden bei sieben Patientinnen (1,5 %) durchgeführt. Die Resektionen wurden bei drei Patientinnen aufgrund von Schmerzen durchgeführt, bei zwei Patientinnen aufgrund von rezidivierender Harnwegsinfekte, bei einer Patientin aufgrund einer Fistelbildung und einmal aufgrund einer Bandarrosionen.

4.4 Vergleich Revisionskollektiv II – Kontrollkollektiv

In dem Revisionskollektiv II betrug das Durchschnittsalter 61,3 ± 11,4 Jahre und im Kontrollkollektiv 59,1 ± 11,8 Jahre. Die Mittelwerte des Alters mit dazugehöriger

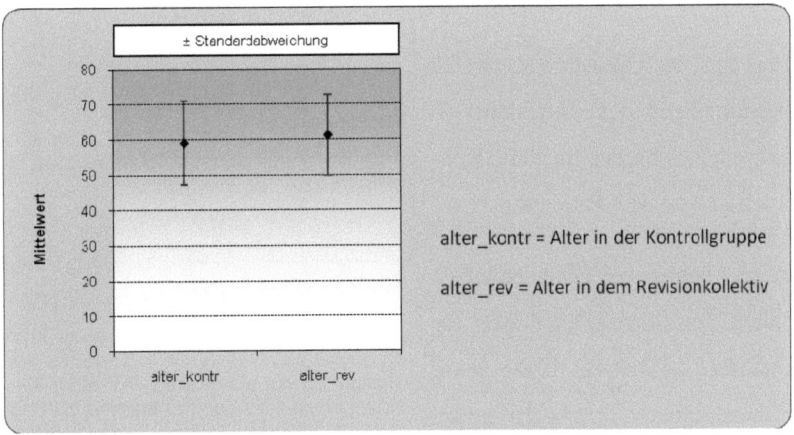

Grafik 10
Mittelwerte des Alters in der Kontrollgruppe und im Revisionskollektiv II

Standardabweichung werden in Grafik 10 dargestellt. Vor-Operationen fanden sich bei 18,4 % im Revisionskollektiv II und bei 18,0 % im Kontrollkollektiv. Ein Simultaneingriff wurde im Revisionskollektiv II in 21,1 % der Fälle durchgeführt und im Kontrollkollektiv in 20,5 %. Das gewählte Anästhesieverfahren war im Revisionskollektiv II in 94,7 % aller Fälle eine Lokalanästhesie mit Analgosedierung, während im Kontrollkollektiv die Lokalanästhesiehäufigkeit 92,3 % betrug. Die mittlere Eingriffszeit lag im Revisionskollektiv II bei 26.0 ± 7,0 Min und im Kontrollkollektiv bei 25,7 ± 8,2 Min. Die beschreibenden Daten der Kollektive sind in der Tabelle 8 aufgeführt (Anhang 2).

Bei der Befragung fand sich bei 33 (86,8 %) Frauen im Revisionskollektiv II eine Besserung oder Heilung der Stressharninkontinenz. Im Kontrollkollektiv war eine Besserung oder Heilung bei 421 (87,2 %) Frauen aufgetreten. Der Unterschied ist statistisch insignifikant. Der P - Wert beträgt mit dem Chi-Quadrat-Test 0,955 und mit dem Fishers Exakter Test 1,000. Der einseitige (rechts) Fishers Exakter Test ergibt ein P von 0,556. Die Power des Tests, um einen Unterschied von 10 % signifikant zu unterscheiden, beträgt 53,0 % für einen einseitigen Test und 42,7 % für einen zweiseitigen.

Mit dem Ergebnis der Operation waren 28 der 38 Patientinnen in dem Revisionskollektiv II zufrieden, während in dem Kontrollkollektiv 382 von 483 Patientinnen zufrieden waren. Auch dieser Unterschied ist statistisch nicht signifikant. Der P-Wert für den Chi-Quadrat-Test beträgt 0,433 während der Fishers Exakter Test 0,416 ergibt. Der einseitige (rechts) Fishers Exakter Test zeigt einen Wert von 0,274. Die Fähigkeit des Tests, einen zehn-prozentigen Unterschied zu erkennen, beträgt 42,8 % für den einseitigen Test und 32,2 % für den zweiseitigen.

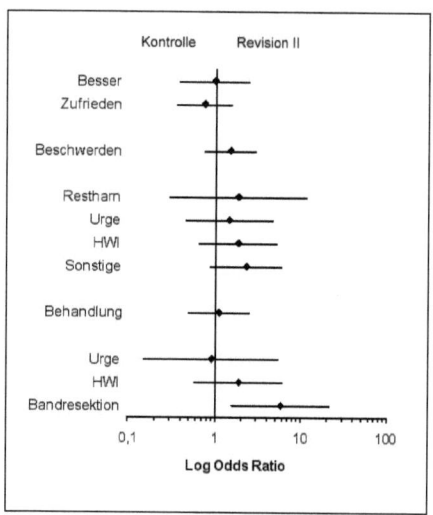

Grafik 11 – Baumdiagramm

Kontrolle = Kontrollkollektiv. Revision 2 = Revisionskollektiv II. Besser = Besserung oder Heilung der Harninkontinenz. Zufrieden = Patientin ist zufrieden mit dem Ergebnis der Operation. Beschwerden = Patientin hat Beschwerden nach der Operation, die sie vorher nicht hatte. Behandlung = Es hat eine ärztliche Behandlung stattgefunden aufgrund von Beschwerden als Folge der Operation.

Die weiteren Vergleiche der Befragungsergebnisse werden in der Tabelle 9 und im Baumdiagramm (Grafik 11) dargestellt.

Tabelle 9 – Outcome

Eigenschaft	Kontrolle	Revision 2	OR	95 % CI	P Fisher Exakt
n gesamt	**483**	**38**			
Besserung	421 (87,2 %)	33 (86,8 %)	0,972	0,377 – 2,498	1,000
Zufrieden	382 (79,1 %)	28 (73,8 %)	0,740	0,353 – 1,551	0,416
Beschwerden	115 (23,9 %)	12 (31,5 %)	1,477	0,731 – 2,987	0,326
Restharn	7 (1,5 %)	1 (2,6 %)	1,838	0,289 – 11,888	0,457
Urge	27 (5,6 %)	3 (7,9 %)	1,448	0,447 – 4,723	0,473
Schmerzen	31 (6,4 %)	0 (0,0 %)	0,000	0,000 – 1,488	0,155
HWI	29 (6,0 %)	4 (10,5 %)	1,842	0,641 – 5,325	0,289
Sonstige	30 (6,2 %)	5 (13,2 %)	2,288	0,863 – 6,099	0,165
Behandlung	82 (17 %)	7 (18,4 %)	1,104	0,481 – 2,543	0,823
Urge	14 (2,9 %)	1 (2,6 %)	0,905	0,149 – 5,573	1,000
HWI	21 (4,4 %)	3 (7,9 %)	1,886	0,574 – 6,247	0,407
Bandresektion	7 (1,5 %)	3 (7,9 %)	5,829	1,576 – 21,755	0,03

5 Diskussion

Eingriffe zur Besserung der Harninkontinenz werden seit dem Ende des neunzehnten Jahrhunderts durchgeführt. Die um die Jahrhundertwende durchgeführten Operationen zur Behebung der Stress-Harninkontinenz werden in der Arbeit von Howard A. Kelly und William M. Dumm beschrieben [16]. In Anbetracht der eher martialisch anmutenden Methoden der damaligen Zeit muss davon ausgegangen werden, dass auch damals die Überkorrektur eine wichtige Rolle in der postoperativen Phase gespielt hat. Howard A. Kelly selbst beschreibt in seiner Arbeit 20 Fälle, in welchen eine Katheterisierung für mehrere Tage bis zu einer Woche erforderlich sein könnte.

Die Methode nach Howard A. Kelly bekam als die „Kelly-Plastik" einen festen Platz im Operationsrepertoire der Inkontinenz-Chirurgie des zwanzigsten Jahrhunderts. Wie von Kelly beschrieben, war hier ein konservatives Vorgehen in den meisten Fällen ausreichend, um eine Überkorrektur zu behandeln. Die Kelly-Plastik war jedoch mit einer geringen Heilungsrate behaftet, nach Kelly selbst 65 %, und wirksamere Methoden drängten Mitte des 20. Jahrhunderts auf den Markt. Schlingenplastiken, Faszienzügelplastiken und vor allem die Kolposuspensionen nach Burch [6] ersetzten nach und nach die Kelly-Plastik.

Mit der erhöhten Wirksamkeit stieg jedoch auch die Rate der Überkorrekturen. In Übersichtsarbeiten [9, 23, 24] findet sich für die abdominelle Kolposuspension eine Überkorrekturrate von 3 bis 13 Prozent und eine Revisionsrate von 5,4 %. Die Schlingen-Plastiken zeigen Blasenentleerungsstörungen in 4 bis 13 Prozent der Fälle und es wird eine Revisionshäufigkeit von 9,5 % angegeben.

Anfang 1996 veröffentlichte Ulmsten seinen Originalartikel „An Ambulatory Surgical Procedure Under Local Anesthesia for Treatment of Female Urinary Incontinence" [32]. Das hier vorgestellte TVT-Verfahren sollte in den nächsten fünf Jahren die bis dahin vorherrschende Kolposuspension nahezu komplett verdrängen. Obwohl Ulmsten bei einer Erfolgsrate von 84 % keine Blasenentleerungsstörung fand, die länger als 24 Stunden anhielt, stellte sich das Problem der Überkorrektur bald ein. In frühen Veröffentlichungen [2, 4, 11, 13, 19, 20] fanden sich Blasenentleerungsstörungen in 0 bis 17 Prozent. In späteren [1, 17, 18, 21, 23, 24, 25] sogar zwischen 0 und 42 Prozent, mit Revisionsraten zwischen 1,7 und 6,8 Prozent

Es stellte sich daher bald die Frage, wie die Überkorrektur behandelt werden sollte. Einige bevorzugten die Korrektur durch einen Zug an der Harnröhre [11, 25], während die Mehrzahl ein abwartendes Verhalten mit suprapubischem Katheter oder intermittierendem Selbstkatheterismus favorisierte. Falls nach 6 bis 8 Wochen eine ausreichende Spontanmiktion nicht vorhanden war, wurde eine Banddurchtrennung durchgeführt. Diese Vorgehensweise wurde im Juni 2002 in der Konsensusempfehlung des zweiten Österreichischen Tension-free Vaginal Tape Konsensus-Meetings aufgenommen [14]. Die Leitlinie der Deutschen Gesellschaft für Gynäkologie und Geburtshilfe zu Blasenentleerungsstörungen von 2006 favorisierte auch ein konservatives Vorgehen [28].

In der zweiten Hälfte der letzten Dekade wurden jedoch Stimmen laut, die eine frühere Intervention bevorzugten [7, 12, 22, 26, 30]. Vor allem die Publikationen von Glavind [12] und Price [26] regten eine Diskussion an. Die bisher publizierten Daten beinhalteten jedoch nur wenige Fälle. Es wurden zwischen fünf [12] und 33 [26] Frührevisionen in den Studien berücksichtigt.

Im Franziskus-Hospital Harderberg werden seit Ende 1999 TVT-Operationen durchgeführt und bis März 2010 wurden bereits 646 TVT-Bänder in der klassischen Methode gelegt. Durch aufgetretene Überkorrekturen war es in 39 Fällen erforderlich, eine Frührevision durchzuführen. Sowohl das Legen der Bänder wie auch die Revisionen wurden alle nach einem standardisierten Verfahren durchgeführt, weswegen insgesamt 39 Überkorrekturen in diese Studie einbezogen werden konnten.

Dies stellt das bislang größte veröffentlichte Kollektiv der Frührevisionen dar. Die zu überprüfende Hypothese lautet:

Die Frühmobilisation ist eine einfache, ungefährliche, wirksame und geeignete Methode um eine Überkorrektur nach TVT-Klassik zu behandeln.

5.1 Teil 1 – Einfachheit, Ungefährlichkeit und Wirksamkeit

Im ersten Teil der Studie wird überprüft, inwieweit die Frühmobilisation einfach durchzuführen ist, ungefährlich ist und vor allem, ob eine Wirksamkeit nachzuweisen ist.

5.1.1 Das TVT – Verfahren

Das TVT-Verfahren wurde nahezu identisch mit dem von Ulmsten 1996 publizierten Verfahren [32] durchgeführt, und ist daher vergleichbar mit allen anderen Operationen, die sich an die Beschreibung von Ulmsten halten.

5.1.2 Die Revision

Anfang Februar 2000 stellte sich bereits die erste behandlungsbedürftige Blasenentleerungsstörung ein. Nach reiflicher Überlegung und dem Studium der bis dahin vorliegenden Literatur wurde die Entscheidung getroffen, eine frühe operative Korrektur einem abwartenden Verhalten vorzuziehen. Diese Entscheidung stützte sich überwiegend auf zwei theoretische Überlegungen. Erstens ist die paraurethrale Präparation bei TVT sehr gering, sodass eine wesentliche Anschwellung des paraurethralen Gewebes nicht zu erwarten ist. Dadurch ist eine Besserung durch Abschwellung ebenfalls nicht zu erwarten. Zweitens wird die Harnröhre von einem eher stabilen Kunststoffband umfasst. Eine Dehnung des Bandes ist hier im weiteren Verlauf nicht zu erwarten. Im Vergleich zu einer vorderen Plastik, wo eine Abschwellung stattfindet, oder im Vergleich zu einer Kolposuspension nach Burch, wo die vordere Scheidenwand sich noch dehnt, ist hier kaum eine Veränderung im Verlauf zu erwarten.

Die Revisionen wurden teils in Lokalanästhesie mit Analgosedierung und teils in Maskennarkose durchgeführt. Für die Revision ergab sich hier kein Unterschied. Die Vollnarkose wurde meistens bei psychisch labileren Patientinnen gewählt, vor allem wenn eine zweite Revision erforderlich wurde.

Die Operationstechnik war von Anfang an sehr ähnlich dem Vorgehen welches in der Arbeit von Nguyen et al. beschrieben wurde [22]. Von hoher Relevanz erscheint es, das Band weit lateral zu fassen, sodass eine strickförmige Ausdünnung des Bandes unter der Urethra vermieden wird. Dieses ergibt sich aus der elastischen Struktur des TVT-Bandes, bei der eine zu starke Dehnung zu einer Verformung des Bandes führt. Aus dieser Überlegung heraus sind Methoden eher nicht geeignet, die direkt suburethral ansetzen. Hierzu gehört neben der Hegarstift-Methode auch die Methode von Chang et al. [7], bei welcher ein 3-0 Faden im mittleren Bereich des Bandes fixiert wird, um bei Bedarf hiermit eine Lockerung durchführen zu können.

Essenziell für eine ausreichende Entspannung des Bandes ist es, so lange zu ziehen, bis ein deutliches Nachgeben spürbar ist. Auch dieses ergibt sich aus den speziellen Materialeigenschaften des Ethicon-Bandes. Durch die Elastizität des Bandes ist eine reelle Lockerung erst erreicht, wenn eine längere Strecke mobilisiert ist. Wird nur eine kurze Strecke gelockert, schnürt das Band wieder zusammen und die Situation hat sich im Vergleich zur Vorherigen nicht geändert [10,33].

Diese zwei Besonderheiten ergeben sich aus den Materialeigenschaften des Ethicon-Bandes und sind nicht übertragbar auf andere Verfahren, wo Bänder mit anderen Eigenschaften benutzt werden.

5.1.3 Zeitpunkt der Revision

Der richtige Zeitpunkt für eine Revision ist weiterhin umstritten. Lassen wir nun die Spätrevisionen außer Acht, findet sich bei den Frührevisionen auch keine einheitliche Linie. Chang et al. [7] führten ihre Revisionen am ersten bis dritten postoperativen Tag durch, Nguyen [22] am Tag drei bis zehn, Price et al. [26] am Tag sieben und Glavind [12] eine bis drei Wochen nach dem Eingriff. Nguyen [22] postuliert in seiner Arbeit, dass bei den meisten Frauen eine adäquate Miktion innerhalb von 72 Stunden erreicht ist. Huwyler et al. [15] zeigt in ihrer Arbeit, dass durch das weitere Abwarten von 7 Tagen nach dem zweiten postoperativen Tag, eine Reduktion der

Blasenentleerungsstörungen von 46 % zu erreichen sei. Für das Franziskus-Hospital Harderberg wurde entschieden, den dritten postoperativen Tag als Deadline zu wählen. Bei Patientinnen mit absolutem Harnverhalt oder nahezu absolutem Harnverhalt wurde jedoch auch bereits am ersten oder am zweiten postoperativen Tag die Revision durchgeführt. Dadurch ergab sich eine durchschnittliche Zeit bis zur Revision von 2,6 Tagen ± 0,2 Tagen. Die kürzeste Zeit betrug einen Tag, die längste fünf Tage.

5.1.4 Definition der Blasenentleerungsstörung

Wie bei dem richtigen Zeitpunkt für eine Revision ist auch die Definition Überkorrektur nicht einheitlich. Die Mehrzahl der Autoren sieht die tolerierbare Restharnmenge bei 100 bis 200 ml. Einige andere wie Nguyen [22] definieren die obere Grenze als prozentualen Anteil der maximalen Blasenkapazität. In dieser Studie wurde für die erste und zweite Revision eine obere Grenze von 100 ml gewählt. Die Tabelle zehn zeigt eine Auswahl von Definitionen und Therapien bei Überkorrektur.

Tabelle 10 – Definition und Therapie der Überkorrektur

Autor	RH-Menge	Frührevision	Andere Maßnahmen
Abouassaly et al. [1]	> 200 ml	Keine	DK/ISK, Banddurchtrennung
Chang et al. [7]	> 100 ml	> 1 Tag	
Glavind [12]	> 100 ml	> 1-2 Wochen	
Hanzal et al. [14]	> 200 ml	Keine	ISK/SpK, Banddurchtrennung
Huwyler et al. [15]	> 100 ml	Keine	DK/ISK, Banddurchtrennung
Meschia et al. [20]	> 100 ml	Keine	Banddurchtrennung
Nguyen [22]	> 75 % max	> 3 Tage	
Paick et al. [25]	> 100 ml	Keine	ISK, Banddurchtrennung
Price et al. [26]	> 150 ml	> 7 Tage	

Legende: RH-Menge = Restharnmenge, max = maximale Blasenkapazität, ISK = intermittierender Selbst-Katheterismus, DK = Dauerkatheter

5.1.5 Einfachheit

Die Einfachheit der Frühmobilisation ergibt sich aus dem geringen Umfang des Eingriffes. Es müssen lediglich zwei bis drei Fäden gelöst werden, bis das Band sichtbar wird. Eine Präparation des Gewebes, wie bei der späten Banddurchtrennung, ist nicht erforderlich. Durch die geringe Manipulation am Gewebe ließ sich der Eingriff in 82,2 % der Fälle problemlos in Lokalanästhesie durchführen. Auch die geringe Eingriffsdauer von durchschnittlich 13,7 Minuten spricht für eine einfache Durchführbarkeit. Auch die Autoren Glavind [12] und Price [26] bezeichnen die Frühmobilisation als einfache Methode.

5.1.6 Komplikationen

5.1.6.1 Intraoperative Komplikationen

Bei den im Franziskus-Hospital Harderberg durchgeführten 45 Revisionen bei 39 Patientinnen traten keine intraoperativen Komplikationen auf. Dies erklärt sich durch die fehlende Präparation des Gewebes. Hierdurch ist eine Verletzungs- und Blutungsgefahr kaum gegeben. Eine Verletzung oder Blutung durch das Lösen des rauen TVT-Bandes wäre zwar denkbar, trat jedoch weder in dieser noch in anderen Studien auf [7, 12, 22, 26].

5.1.6.2 Postoperative Komplikationen

Harnwegsinfekte traten in der postoperativen Phase bei drei (7,7 %) der Patientinnen auf. Eine antibiotische Therapie wurde mit Ciprofloxacin oder Cotrimoxazol durchgeführt. Wundinfekte oder Hämatome kamen nicht vor. Andere Autoren berichteten über keinerlei postoperativen Komplikationen [7, 12, 22, 26].

5.1.7 Wirksamkeit

Die Wirksamkeit einer Methode kann anhand verschiedener Mittel gemessen werden. In dieser Studie wird zunächst die Senkung der Restharnmengen durch die Revision aufgezeichnet, anschließend werden die klinischen Daten des stationären Aufenthaltes untersucht.

5.1.7.1 Senkung des Restharns

In der Literatur wird zumeist nur angegeben, inwieweit der postoperative Restharn oberhalb oder unterhalb einer gewissen Grenze liegt. Diese Grenze liegt in der Regel zwischen 100 und 200 ml. Hier wird nur das Ereignis Erfolg oder Misserfolg gewertet. In der vorliegenden Studie wurde der Restharn jedoch vor und nach der Revision gemessen, um die Wirksamkeit der Methode statistisch zu überprüfen.

Das Messen von Restharn wurde größtenteils durch Sonographie durchgeführt, teilweise jedoch auch durch Katheterisierung. Hierdurch, und durch die Messung mit verschiedenen Ultraschallgeräten, ergeben sich Unsicherheiten in der Messung. Eine weitere Unsicherheit ergab sich dadurch, dass Restharnmengen unter 40 ml schwer abdominal messbar waren, und dann oft eine Restharnmenge von 0 ml angenommen wurde. Insgesamt ist von einer eher ungenauen Messung der Restharnwerte auszugehen.

Die durchschnittliche Absenkung der Restharnwerte lag bei 435 ml ± 49 ml und die mediane Absenkung bei 350 ml.

In der statistischen Auswertung fand sich keine Normalverteilung, sodass ein nicht parametrisches Prüfverfahren gewählt wurde. Da hier verbundene Proben vorlagen, wurde zunächst der Paar-Differenz-Test nach Wilcoxon herangezogen. Dieser ergab ein $p < 0{,}001$. Aufgrund der unterschiedlichen Variabilität der Daten wurde der Vorzeichen-Test als sehr robustes Prüfverfahren zusätzlich herangezogen. Der Vorzeichentest ergab ebenfalls ein $p < 0{,}001$. Eine Senkung des Restharns durch die Frühmobilisation ist folglich hochsignifikant nachweisbar.

5.1.7.2 Klinische Relevanz

Eine hohe Signifikanz ist jedoch uninteressant, solange sich hierdurch keine klinischen Relevanzen ergeben. Es stellt sich die Frage, inwieweit die Frühmobilisation, in Vergleich zu einem abwartenden Verhalten mit intermittierendem Selbstkatheterismus, einen Vorteil erbringt.

Das Ziel der Frühmobilisation ist es eine Entlassung zu ermöglichen, ohne dass ableitende Maßnahmen wie intermittierender Selbstkatheterismus oder suprapubischer Katheter erforderlich sind.

Dieses Ziel wurde bei 38 der 39 Frauen (97,4 %) erreicht. Lediglich eine Patientin benötigte für zwölf Tage einen suprapubischen Katheter. Dieses Ergebnis deckt sich mit den anderen Studien zur Frühmobilisation. Chang [7], Glavind [12] und Nguyen [22] berichteten über einen 100-prozentigen Erfolg. In dem Kollektiv von Price [26] miktionierten 29 von 33 (87,9 %) nach der Revision normal. Bei der vorliegenden Studie im Franziskus-Hospital Harderberg brauchte lediglich eine von 646 Patientinnen (0,16 %) eine ableitende Maßnahme, für das Kollektiv von Price waren es vier von 921 (0,43 %). In der Übersichtsarbeit von Novara et al. [23] finden sich Zahlen zwischen 1 und 20 Prozent für intermittierenden Selbstkatheterismus, mit einem Durchschnitt von 4 %. Durch die unterschiedlichen Designs der Studien ist ein direkter Vergleich zwar nicht möglich, die großen Unterschiede in den prozentuellen Zahlen deuten jedoch auf einen signifikanten Unterschied hin.

Ein weiterer Hinweis für die Wirksamkeit der Methode findet sich in der postoperativen Liegezeit. Die Patientinnen blieben durchschnittlich 3,5 Tage ± 0,4 Tage stationär nach dem Revisionseingriff. Der Median als stabilerer Wert gegen Ausreißer betrug drei. Hier wurde zwar bei den zweimal revidierten Patientinnen nur die Zeit von der letzten Revision bis zur Entlassung gezählt. Ein Median von drei zeigt jedoch an, dass die Phase nach der erfolgreichen Revision meist problemlos ablief.

Die Wirksamkeit der Frühmobilisation dürfte mit großer Wahrscheinlichkeit in dem Sinne gegeben sein, dass hierdurch poststationäre ableitende Maßnahmen vermieden werden.

5.1.8 Fazit Teil 1

In Teil Eins der Studie sollte untersucht werden, inwieweit die Hypothese der Einfachheit, Ungefährlichkeit und Wirksamkeit der Frühmobilisation gegeben ist.

Die **Einfachheit** ergibt sich aus der geringen Invasivität des Eingriffes und wird durch die kurzen Eingriffszeiten unterstützt. Die Frühmobilisation stellt daher eine einfache Methode dar, um eine Überkorrektur zu behandeln.

Die **Ungefährlichkeit** wird durch das Fehlen von intraoperativen Komplikationen belegt, sowohl im eigenen Kollektiv wie auch in den Literaturangaben. Postoperative Komplikationen finden sich in der Literatur nicht. In den eigenen Zahlen traten lediglich in drei Fällen Harnwegsinfekte auf, die sich problemlos mit üblichen Antibiotika behandeln ließen. Die Frühmobilisation ist somit als eine ungefährliche Methode zu bezeichnen.

Die **Wirksamkeit** wird durch die hochsignifikante Reduzierung der Restharnwerte belegt. Weiterhin wird die Annahme der Wirksamkeit durch die, im Vergleich zu anderen Verfahren bei Überkorrektur, deutlich gesenkte Anzahl ableitender Maßnahmen bei Entlassung unterstützt. Somit ist ebenso die Wirksamkeit der Frühmobilisation gegeben.

5.2 Teil 2 – Eignung

Im zweiten Teil der Studie wird überprüft, inwieweit die Frühmobilisation ein geeignetes Verfahren darstellt, um Überkorrekturen zu behandeln.

5.2.1 Definition Eignung

Ob eine Methode geeignet ist, hängt davon ab, inwieweit Eigenschaften vorhanden sind, die zweckmäßig sind, um ein bestimmtes Ziel zu erreichen. Das erwünschte Ziel ist in diesem Zusammenhang, dass die Patientinnen nach der Revision weiterhin kontinent sind, ohne dass unangenehme Nebenwirkungen im weiteren Verlauf auftreten.

Hierzu wird das Revisionskollektiv II mit dem Kontrollkollektiv verglichen, um eventuelle Unterschiede in den Bereichen Kontinenz, Zufriedenheit und Komplikationen aufzudecken.

5.2.2 Kontinenz und Zufriedenheit

Es besteht zurzeit noch keine einheitliche Meinung darüber, wie Erfolg nach den Inkontinenzeingriffen gemessen werden sollte. Die vorhandenen Methoden werden nach objektiven und subjektiven Kriterien eingeteilt [31]. Bei den objektiven Kriterien werden vor allem der Stress Test und der Pad Weight Test bevorzugt. Der Stress Test wird in stehender oder liegender Position ausgeführt, indem die Patientin bei gefüllter Blase aufgefordert wird zu husten. Bei dem Pad Weight Test wird das Gewicht der Vorlage vor und nach einer definierten Aktion gewogen. Sowohl der Stress Test wie auch der Pad Weight Test werden in zahlreichen Varianten durchgeführt und sind daher selten vergleichbar.

Objektive Methoden haben den Nachteil, dass sie auf klinischen Untersuchungen basieren. Klinische Untersuchungen sind mit einem hohen Aufwand verbunden, und nicht alle Untersucher sind in der Lage hierfür Ressourcen bereitzustellen. Daher haben subjektive Methoden, wie telefonische Befragungen und Zusendung von Fragebögen, eine weite Verbreitung gefunden. Die Verwendung von validierten Fragebögen gestattet auch ein Vergleich der erhobenen Daten. Subjektive Daten werden jedoch als weniger aussagekräftig angesehen als objektive.

In der Planungsphase dieser Studie stand bereits fest, dass die zur Verfügung stehenden Mittel begrenzt sind. Daher wurde eine telefonische Befragung bevorzugt. Der Fragebogen wurde so einfach wie möglich gestaltet, um einen hohen Rücklauf zu gewähren und um Ressourcen zu schonen.

5.2.2.1 Kontinenz

Die Frage „Können Sie das Wasser besser halten als vor der Operation?" wurde als Marker für die Kontinenz gewählt. Die möglichen Antworten waren „Ja" und „Nein". Durch diese Fragestellung ist eine Unterscheidung zwischen geheilt und gebessert nicht möglich. Diese Frage wurde bewusst so gestellt, um die oft vorhandene Urge-Komponente nicht berücksichtigen zu müssen. Viele Frauen leiden unter einer kombinierten Stress-Urge-Harninkontinenz, und würden auch bei einer Heilung der Stress-Komponente nur mit Besserung antworten.

Im Revisionskollektiv II fanden sich 33 von 38 Patientinnen mit einer Heilung oder Besserung, während im Kontrollkollektiv 421 von 483 geheilt oder gebessert waren. Dies entspricht 86,8 % im Revisionskollektiv II und 87,2 % im Kontrollkollektiv. Die statistische Auswertung anhand des Fishers Exakter Test mit einem Wert von p = 1,000 zeigt, dass die Unterschiede zwischen dem Revisionskollektiv II und dem Kontrollkollektiv als nicht signifikant zu betrachten sind. Damit kann festgestellt werden, dass in dieser Untersuchung keine signifikante Verschlechterung der Heilungsrate durch Frühmobilisation vorlag.

Kann daraus aber der Rückschluss getroffen werden, dass die zwei Kollektive auch nach der Revision in puncto Heilung gleich sind? Das p drückt die Wahrscheinlichkeit aus, fälschlich einen Unterschied anzunehmen, wo keiner ist. Wenn diese Wahrscheinlichkeit sehr klein ist, üblicherweise unter 5 % ($p < 0,05$), wird von einem Unterschied ausgegangen. In diesem Fall ist das p = 1,000 und die errechnete Wahrscheinlichkeit, einen Unterschied anzunehmen, wo es keinen gibt, beträgt damit 100 %.

Das sehr hohe p deutet folglich darauf hin, dass kein Unterschied zwischen den Kollektiven besteht. Wie hoch ist jedoch die Wahrscheinlichkeit, in dieser Studie einen eventuell vorhandenen Unterschied zu finden? Diese Wahrscheinlichkeit wird Power genannt und hängt von der Anzahl der Probanden, tatsächlichem oder erwartetem

Unterschied zwischen den Kollektiven und dem erwünschten Signifikanzniveau ab. Bei einem tatsächlichen Unterschied von 0,4 % besteht keine Notwendigkeit nachträglich die Power zu berechnen, da es bei einem so geringen Unterschied Tausende von Datensätzen bräuchte, um eine akzeptable Power zu erreichen.

Üblicherweise wird im Vorfeld einer Studie die benötigte Anzahl von Probanden errechnet, die erforderlich sind, um einen erwarteten Unterschied als signifikant zu erkennen. In diesem Fall ist die Anzahl der Datensätze vorgegeben. Auch das Signifikanzniveau ist mit 0,05 vorgegeben. Nun stellt sich lediglich die Frage, wie hoch der Unterschied sein sollte, den wir zu erkennen hoffen. Vergleichen wir jetzt die Frühmobilisation mit der späten Banddurchtrennung als alternatives Verfahren. Die Rezidivrate nach Banddurchtrennung wird in der Literatur mit sechs bis 51 % angegeben [15]. Eine kürzlich vorgetragene Studie von Rautenberg et al. mit der hohen Zahl von 174 Banddurchtrennungen ergab eine Rezidivquote von 52 % [27]. Hiernach waren nach der Revision lediglich 48 % der Probandinnen kontinent. Gehen wir von einer Erfolgsquote von 87,2 % aus, wären die Erfolge durch die Banddurchtrennung um 39,8 % gesenkt. Wenn wir die Hälfte hiervon als zu entdeckendem Unterschied angeben, findet sich mit einem zweiseitigen Test eine Power von 85,5 %. Da wir jedoch nur überprüfen wollen, inwieweit eine signifikante Verschlechterung eintritt, können wir auch den einseitigen Test benutzen. Daraus ergibt sich dann eine Power von 90,3 %. Hieraus lässt sich ableiten, dass eine ähnlich starke Absenkung der Erfolgsrate - wie bei der Banddurchtrennung - sich mit großer Wahrscheinlichkeit nachweisen ließe. Eine moderatere Absenkung des Kontinenzniveaus um 10 % ergäbe im einseitigen Test eine Power von 53 %.

Hieraus kann angenommen werden, dass das Revisionskollektiv II und das Kontrollkollektiv sich in Bezug auf Heilung und Besserung nicht unterscheiden.

5.2.2.2 Zufriedenheit

Als Marker für die Zufriedenheit wurde die Frage „Sind Sie mit dem Ergebnis der Operation zufrieden?" gewählt. Diese Formulierung hat Ähnlichkeiten mit Fragen wie „Würden Sie diese Operation Ihrer Freundin empfehlen?", die inzwischen sehr verbreitet sind. Die Antwort auf diese Frage hängt sehr von den Erwartungen der Patientin ab. Sind hiermit unrealistische Erwartungen, wie Heilung einer Urge-Harninkontinenz verbunden, ist eine Enttäuschung vorprogrammiert. Eine gute präoperative Aufklärung ist eine essenzielle Voraussetzung, um hier ein gutes Ergebnis zu erreichen. Weiterhin kann vermutet werden, dass unangenehme Erlebnisse als Folge des Primäreingriffes, wie zum Beispiel eine Überkorrektur mit Revision, die Antwort negativ beeinflusst.

Das Revisionskollektiv II beantwortete diese Frage 28 Male mit Ja (28 von 38), im Kontrollkollektiv fanden sich 382 Ja-Antworten (382 von 483). Dieses entspricht für das Revisionskollektiv II 73,8 % und für das Kontrollkollektiv 79,1 %. Fishers Exakter Test ergab wiederum keine Signifikanz (p = 0,416). Der Einsatz des einseitigen Fishers Exakter Test, der wie oben beschrieben hier zulässig ist, ergibt eine Signifikanz von p = 0,274. Die Power einer Absenkung des Zufriedenheitswertes um 10 % zu erkennen, beträgt hier 32,2 % bei dem zweiseitigen und 42,8 % bei dem einseitigen Test.

Wiederum ergibt sich keine Signifikanz für die Annahme, dass die Zufriedenheit in der Revisionsgruppe schlechter ist als in der Kontrollgruppe. Die Nullhypothese kann also nicht verworfen werden. Andererseits ist das Ergebnis nicht so eindeutig wie bei der Frage nach Heilung oder Besserung. Gerade die geringe Zahl der Probandinnen und die sich daraus ergebende niedrige Power erlaubt den Verdacht, die Zufriedenheit könnte doch geringer sein.

5.2.3 Komplikationen

Die postoperativen Komplikationen wurden anhand von zwei Fragen abgefragt. Die erste Frage lautete „Haben Sie als Folge der Operation Beschwerden, die Sie vor der Operation nicht hatten?". Hier wurden alle Beschwerden abgefragt, die die Patientin der Operation zuordnet, unabhängig davon, ob eine Behandlung stattgefunden hat oder nicht. Frage zwei lautete „Waren Sie in ärztlicher Behandlung wegen Krankheiten als Folge der Operation?". Hier wurde explizit nach Krankheiten und nicht nach Beschwerden gefragt. Weiterhin wurde eine ärztliche Behandlung vorausgesetzt. Damit wurde die Hürde höher gelegt, um mit Ja zu antworten.

Erwartungsgemäß beantworteten auch deutlich weniger Frauen die Frage nach ärztlicher Behandlung mit Ja als bei der Frage nach Beschwerden. In der Kontrollgruppe gaben 17 % eine Behandlung und 23,9 % Beschwerden an. Im Revisionskollektiv II waren die Zahlen 18,4 % zu 31,5 %.

Überraschend war hier die hohe Prozentzahl an Beschwerden, vor allem im Revisionskollektiv. Betrachtet man die Beschwerden im Einzelnen, fällt auf, dass die mit Überkorrektur assoziierte Störungen in der Mehrzahl sind. Restharn, Harnwegsinfekte, Urgeinkontinenz und Bandresektionen sind alles Erkrankungen, wo subvesikale Obstruktion eine wesentliche Rolle spielen kann [3, 5, 8, 29]. Diese Merkmale waren alle vermehrt in der Revisionsgruppe vorhanden. Eine Signifikanz im Fishers Exakter Test fand sich bei Banddurchtrennungen. Das Merkmal Bandresektion ergab im Fishers Exakter Test ein p von 0,03. Bei Verwendung der Bonferroni – Korrektur (siehe 5.2.4) ist dieses Ergebnis jedoch ohne Signifikanz und nur bedingt zu werten. Interessant ist zudem, dass alle drei Indikationen zur Bandresektion im Revisionskollektiv II Assoziation zur Überkorrektur hatten (2 x Urge, 1 x RH), während dies in der Kontrollgruppe nur bei zwei von sieben Revisionen der Fall war.

Eine weitere Besonderheit war das Fehlen von Schmerzzuständen im Revisionskollektiv II. Auch bei diesem Merkmal ließ sich keine Signifikanz darstellen. Bei den geringen Zahlen ist ein Zusammenhang jedoch nicht auszuschließen. Möglicherweise sind Schmerzen durch zu engen Kontakt zwischen Band und Knochenhaut verursacht und eine Lockerung des Bandes nach zwei bis drei Tagen verhindert ein Anwachsen des Bandes an der Knochenhaut.

Zusammenfassend konnte keine signifikante Erhöhung der Komplikationsrate im Revisionskollektiv II nachgewiesen werden. Tendenziell ist jedoch eine höhere Inzidenz für Merkmale vorhanden, die mit subvesikaler Obstruktion assoziiert sind. Dieses könnte dahin gehend gedeutet werden, dass die Lockerung des Bandes zu gering ausgefallen ist.

5.2.4 Multiples Testen

Mehrfaches Testen in einem Kollektiv beinhaltet immer die Gefahr, fälschlicherweise eine Signifikanz anzunehmen, wo keine ist. Bei einem Signifikanzniveau von 5 % wäre das bei einer von 20 Messungen der Fall. Um dieses zu verhindern, wird bei multiplem Testen eine Bonferroni – Korrektur durchgeführt [34]. Bei Anwendung einer Bonferroni - Korrektur ergibt sich keine Signifikanz im Teil 2.

5.2.5 Fazit Teil 2

Im zweiten Teil der Studie sollte überprüft werden, inwieweit die Hypothese der Eignung zutreffend ist. Als Marker für die Eignung wurden die postoperative Kontinenzrate und eventuell aufgetretene Komplikationen zum Zeitpunkt der telefonischen Befragung herangezogen. Es fand sich in Bezug auf die Kontinenzrate kein Unterschied zwischen dem Kontrollkollektiv und dem Revisionskollektiv II. Durch das sehr hohe p und eine ausreichende Power der Untersuchung sind diese Gruppen bezogen auf die Kontinenzrate gleich.

Bei den Komplikationen fanden sich die Merkmale Restharn, Urgeinkontinenz, Harnwegsinfekte und Banddurchtrennung vermehrt im Revisionskollektiv, ohne dass hier eine Signifikanz nachgewiesen werden konnte. Durch die geringen Zahlen der

Studie können jedoch vermehrte Komplikationen dieser Art im Revisionskollektiv nicht ausgeschlossen werden.

Diese Komplikationen sind alle mit subvesikaler Obstruktion assoziiert und sind vermutlich nicht als Komplikation der Revision zu sehen, sondern eher Folge einer ungenügenden Lockerung des Bandes.

Die **Eignung** der Methode ist daher gegeben.

5.3 Übertragbarkeit auf andere Systeme

Inwieweit können die Ergebnisse dieser Studie auf andere Inkontinenzsysteme übertragen werden? Es gibt weit über 30 verschiedene Systeme von unterschiedlichen Herstellern auf dem Markt. Es werden Bänder flexibler und nicht-flexibler Struktur benutzt, die Bänder werden retropubisch und transobturatorisch gelegt, und zuletzt sind die Minischlingen dazugekommen.

Grundsätzlich bezieht sich diese Studie ausschließlich auf retropubisch gelegte TVT-Bänder des Herstellers Ethicon. Ähnliche Ergebnisse wären bei retropubisch gelegten, flexiblen Bändern anderer Hersteller denkbar. Möglicherweise würden Revisionen bei transobturatorisch gelegten flexiblen Bändern sich ebenfalls so verhalten.

Keine Aussage kann dazu gemacht werden, wie sich nicht-flexible Systeme verhalten. Des Weiteren dürften die Minischlingen aufgrund ihrer Verankerungstechnik für eine Frühmobilisation ungeeignet sein.

5.4 Vergleich zur Spätmobilisation

Die Spätmobilisation, beziehungsweise die späte Banddurchtrennung, beschreibt eine Methode, bei der zunächst für zwei bis sechs Monate der Urin abgeleitet wird, bevorzugt durch intermittierenden Selbstkatheterismus oder durch einen suprapubischen Katheter. Wenn die Überkorrektur nach diesem Zeitraum noch anhält, wird das Band entweder durchtrennt, oder teilreseziert. Dieses Verfahren war in den letzten Jahren das bevorzugte Verfahren zur Behandlung der Überkorrektur [14, 15, 26, 28, 33]. Die Veröffentlichungen von Glavind [12] und Price et al. [26] sahen die frühe Mobilisation durch Bandlockerung als das bessere Verfahren. Diese Studien zeigten jedoch Schwächen aufgrund kleiner Zahlen, und gerade die Aussage, dass kein erneutes Auftreten der Stressharninkontinenz stattfand, wurde kritisch betrachtet.

Huwyler et al. [15] gaben in ihrer Veröffentlichung zu bedenken, dass durch die frühe Mobilisation viele Frauen unnötig behandelt werden. Hierdurch werden Frauen unnötigen Belastungen durch Operationen ausgesetzt, und Rezidivstressharninkontinenz würde infolgedessen bei vielen Frauen unnötig auftreten. Die Studie zeigt, dass durch das Abwarten eine hohe Anzahl der Patientinnen wieder miktionieren können. Am zweiten postoperativen Tag zeigten 37 von 134 Zeichen einer Überkorrektur (22 %). Eine Woche später waren es nur noch 17 (10 %), und nach sechs Monaten waren lediglich zehn (6 %) nicht in der Lage normal zu miktionieren. Indem eine Kontinenzrate von 80 % nach der Frühmobilisation postuliert wird, kann für England eine unnötige Rezidivstressharninkontinenz bei 35 bis 105 Personen jährlich errechnet werden.

Im Vergleich zu dieser Studie fallen zunächst die hohen Zahlen für Blasenentleerungsstörung auf. Nach 72 Stunden zeigten im Franziskus-Hospital Harderberg nur 39 von 646 Patientinnen (6 %) eine klinisch relevante Überkorrektur. Weiterhin fand sich hier kein Unterschied zwischen den Gruppen in puncto Kontinenz. Demnach würden keine unnötigen und zusätzlichen Rezidivstressharninkontinenz-Fälle entstehen. Lediglich die bei einigen Patientinnen zwar unnötigen, jedoch ungefährlichen Revisionen fallen dann ins Gewicht.

Demgegenüber steht die Belastung durch wochen- und monatelangen intermittierenden Selbstkatheterismus. Als weiterer negativer Punkt der Spätrevision ist auch die Tatsache zu nennen, dass späte Banddurchtrennungen eine hohe Rezidivquote aufzeigen [27].

Die Frühmobilisation ist nach heutigem Wissensstand das bessere Verfahren zur Behandlung von Überkorrektur nach TVT in der klassischen Methode.

5.5 Limitierungen der Studie

Die wichtigsten Limitierungen dieser Studie sind die retrospektive Erhebung, die fehlende Randomisierung und das kleine Kollektiv.

Revisionspflichtige Überkorrekturen nach retropubischem TVT sind jedoch selten, Price et al. [26] gibt eine Rate von 3,5 % an, im eigenen Kollektiv waren es 6 %. Weiterhin werden inzwischen statt der TVT – Klassik - Methode auch zahlreiche andere Verfahren benutzt. Dadurch dürfte es sehr schwer sein, in eine prospektiv randomisierten Studie so viele Fälle einzubinden, dass eine ausreichende Power gegeben wäre. Diese Ansicht teilen auch Price [26] und Huwyler [15]. Vermutlich wird es daher zu diesem Thema auch in Zukunft keine prospektiven randomisierten Studien geben.

Diese Arbeit schließt auch ohne Randomisierung eine Kontrollgruppe ein. Der statistische Ansatz ist jedoch unterschiedlich. Bei der Randomisierung werden aus einer Gruppe zwei Gleiche durch Zufall gebildet. Anschließend wird eine Gruppe behandelt, um einen Unterschied statistisch zu messen. Hier entstehen durch die Operation zwei unterschiedliche Kollektive, mit und ohne Überkorrektur. Das Überkorrekturkollektiv wird revidiert, um anschließend zu untersuchen, ob die Gruppen wieder gleich sind.

Obwohl diese Studie als retrospektiv angesehen werden muss, beinhaltet sie jedoch viele Elemente einer prospektiven Studie. Die Prozeduren wie TVT und Frührevision wurden im Beobachtungszeitraum stets nach demselben Schema durchgeführt. Die Vorgehensweise bei Überkorrektur war standardisiert und die Daten in der Datenbank für Teil 2 der Studie wurden prospektiv gesammelt für klinikinternes Benchmarking.

Ein weiterer Schwachpunkt ist die Anwendung von nicht validierten Fragebögen. Zum Zeitpunkt des Studienbeginns gab es nur wenig geeignete validierte Fragebögen in deutscher Sprache. Weiterhin wurde der Aufwand durch validierte Fragebögen als zu hoch angesehen. Es wurde daher ein einfacher Fragekatalog entworfen, der zum größten Teil im Telefon-Interview abgefragt wurde. Nur wenige Frauen beantworteten die Fragen auf dem Postweg. Die Telefonate wurden von drei geschulten Ärzten durchgeführt, sodass insgesamt eine gleichartige Erhebung gegeben sein dürfte. Da es bei diesen Daten weniger um den absoluten Wert, als um den Vergleich zwischen Revisionskollektiv II und Kontrollkollektiv ging, dürften die Ergebnisse verlässlich sein.

Bei dieser Studie handelt es sich um das größte, bislang veröffentlichte Kollektiv dieser Art, die Ergebnisse dürften daher einen wertvollen Beitrag zur Diskussion der Frühmobilisation leisten.

5.6 Fazit

Diese Studie sollte überprüfen, inwieweit die Frühmobilisation eine einfache, ungefährliche, wirksame und geeignete Methode ist, um eine Überkorrektur nach Anlage eines Tension-free Vaginal Tapes in der klassischen Methode zu behandeln.

In Teil eins der Studie wurde anhand der geringen Invasivität und der kurzen Operationszeiten gezeigt, dass die Frühmobilisation eine einfache Methode darstellt. Die Ungefährlichkeit ergab sich aus den fehlenden intraoperativen und geringen postoperativen Komplikationen. Weiterhin konnte eine hochsignifikante Senkung der Restharnwerte und eine deutliche Reduzierung der ableitenden Maßnahmen bei Entlassung dargestellt werden, sodass hierdurch die Wirksamkeit nachgewiesen ist.

Im Teil 2 konnte anhand der unveränderten Kontinenzraten und der im Vergleich zum Kontrollkollektiv nicht signifikant erhöhten Komplikationshäufigkeiten die Eignung festgestellt werden.

Es kann die anfangs erstellte Hypothese bestätigt werden.

Die Frühmobilisation ist eine einfache, ungefährliche, wirksame und geeignete Methode um eine Überkorrektur nach TVT-Klassik zu behandeln.

6 Zusammenfassung

6.1 Einleitung

Eingriffe zur Besserung der Harninkontinenz bei Frauen werden seit dem Ende des 19. Jahrhunderts durchgeführt. Ebenfalls besteht seit diesem Zeitraum das Problem der Überkorrektur. Obwohl Ulmsten 1996 bei der Veröffentlichung seines TVT – Verfahrens keine Überkorrekturen verzeichnen konnte, stellte sich das Problem bald ein. Frühe Veröffentlichungen berichteten über Blasenentleerungsstörungen in 3,5 bis 12 Prozent der Fälle. Es stellte sich daher die Frage, wie man mit den Überkorrekturen verfahren sollte.

Im Franziskus-Hospital Harderberg wurde von Anfang an eine Frühmobilisation durch einen lateralen Zug am Band bevorzugt. Seit 2000 wurden 39 Bandrevisionen durch diese Methode durchgeführt. Das Ziel dieser Studie ist es zu untersuchen, inwieweit die Frühmobilisation eine einfache, ungefährliche, wirksame und geeignete Methode ist, um eine Überkorrektur nach TVT-Klassik zu behandeln.

6.2 Methoden

In dem Zeitraum vom 02.11.1999 bis zum 31.03.2010 wurden im Franziskus-Hospital Harderberg insgesamt 646 TVT – Bänder in der klassischen Methode nach Ulmsten gelegt. Bereits von Anfang an wurden in einer eigens programmierten Datenbank Daten für Benchmarking und eine wissenschaftliche Auswertung gesammelt. Hierzu gehörte auch eine telefonische Befragung nach 6 - 18 Monaten.

Die Indikation zur Revision wurde nach einem festgelegten Schema durchgeführt. Wenn sich am dritten postoperativen Tag ein sonografischer Restharn über 100 ml fand, wurde revidiert. Die Revisionen wurden durch einen lateralen Zug am Band durchgeführt, bis ein spürbarer Ruck anzeigte, dass das Band mobilisiert war.

Die Studie wurde in zwei Teile getrennt. Im ersten Teil wurde untersucht, inwieweit die Hypothese Einfachheit, Ungefährlichkeit und Wirksamkeit zutraf. Hierzu wurden retrospektiv für das Revisionskollektiv Daten aus den Akten zu Operationszeit, Liegedauer, Komplikationen, Entlassungssituation und Restharn vor und nach der Revision gesammelt. Im zweiten Teil wurde anhand der Daten aus der Datenbank untersucht, ob die Frühmobilisation ein geeignetes Verfahren darstellt, um Überkorrekturen zu behandeln. Als Marker für die Eignung wurden Heilungsrate, Zufriedenheitsrate und Komplikationsrate untersucht.

6.3 Ergebnisse

6.3.1 Teil 1

Das Revisionskollektiv I bestand aus 39 Patientinnen und es wurden insgesamt 45 Revisionseingriffe durchgeführt. Als Narkoseverfahren wurde in 37 Fällen eine Lokalanästhesie (82,2 %) und in acht Fällen eine Maskennarkose gewählt (17,8 %). Die durchschnittliche Schnitt-Naht-Zeit betrug 13,7 Min ± 5,7 Min. Intraoperative Komplikationen traten während der 45 Revisionseingriffe nicht auf. Postoperativ fanden sich 3 Harnwegsinfekte (7,7 %). Die durchschnittliche Verringerung des Restharns betrug 435 ml ± 49 ml und der Median lag bei 350 ml. Mit dem Vorzeichentest ergibt dies ein $p < 0,001$. Aus dem Revisionskollektiv konnten 38 Patientinnen (97,4 %) ohne ableitenden Maßnahmen entlassen werden. Eine Frau benötigte einen suprapubischen Katheter für zwölf Tage.

6.3.2 Teil 2

Das Revisionskollektiv II und das Kontrollkollektiv ähnelten sich in Bezug auf das Alter (61,3 zu 59,1 Jahren), die Vor-Operationen (18,4 % zu 18 %) und Simultaneingriffe (21,1 % zu 20,5 %). In der Befragung des Revisionskollektivs II berichteten 33 von 38 Frauen (86,8 %) über eine Heilung oder Besserung, während sich im Kontrollkollektiv 421 von 483 Patientinnen (87,2 %) geheilt oder gebessert fanden. Für das Merkmal Heilung oder Besserung ergab der Fishers Exakter Test einen p - Wert gleich 1,000. Die Power des Tests, eine zehnprozentige Verschlechterung zu erkennen, betrug 53 %. Bei der Frage nach den Komplikationen gaben im Revisionskollektiv zwölf von 38 Patientinnen (31,5 %) an, Beschwerden zu haben, die sie vorher nicht hatten und 7 von 38 Patientinnen (18,4 %) waren deswegen in Behandlung. Im Kontrollkollektiv beantworteten 115 von 483 Frauen (23,9 %) die Frage nach Beschwerden und 82 von 483 Frauen (17,0 %) die Frage nach Behandlungen mit Ja. Diese Unterschiede sind nicht signifikant. Eine weitere Aufschlüsselung der Merkmale ergab ebenfalls keine Signifikanz.

6.4 Diskussion

6.4.1 Teil 1

Die Einfachheit der Frühmobilisation ergibt sich aus dem geringen Umfang des Eingriffes und die kurzen Operationszeiten (13,7 Min ± 5,7 Min). Die Ungefährlichkeit wird durch das Fehlen von intraoperativen Komplikationen belegt. Postoperativ trat lediglich in drei Fällen eine Zystitis auf. Eine effektive Senkung der Restharnwerte konnte signifikant nachgewiesen werden ($p < 0{,}001$). Dadurch konnten 38 von 39 Patientinnen (97,4 %) ohne ableitende Maßnahmen entlassen werden.

6.4.2 Teil 2

Als Marker für die Eignung wurden Kontinenzrate und Komplikationen gewählt. Die Kontinenzraten zeigten im Vergleich keinen signifikanten Unterschied ($p = 1{,}000$). Das hohe p und die Power des Tests von 53 %, eine zehnprozentige Verschlechterung zu erkennen sprechen dafür, dass die Kollektive sich in puncto Kontinenzrate nicht unterscheiden. Auch die Vergleiche der Komplikationen ergaben keinen signifikanten Unterschied.

6.4.3 Fazit

Die Frühmobilisation ist eine einfache, ungefährliche, wirksame und geeignete Methode um eine Überkorrektur nach TVT-Klassik zu behandeln.

7 Literaturverzeichnis

1. Abouassaly R, Steinberg JR, Lemieux M, Marois C, Gilchrist LI (2004). Complications of tension-free vaginal tape surgery: a multi-institutional review. BJU International 94: 110-113

2. Bettin S, Fischer W, Tunn R (2000). TVT-Plastik bei Harninkontinenz. Erfahrungen der Charité-Frauenklinik. gynäkol. prax. 24: 305-320

3. de Boer TA, Slieker-ten Hove MCP, Burger CW, Vierhout ME (2010).The prevalence and risk factors of overactive bladder symptoms and its relation to pelvic organ prolapse symptoms in a general female population. Int Urogynecol J 21:1143-1149

4. Brophy M, Klutke JJ, Klutke CG (2001). A Review of the Tension-free Vaginal Tape Procedure: Outcomes, Complications, and Theories. Current Urology Reports 2, 364-369

5. Bschleipfer T, Wagenlehner F, Weidner W (2011). Ätiologie und Pathogenese der Blasenüberaktivität. Urologe 50:477–480

6. Burch JC (1961). Urethrovaginal fixation to Cooper´s ligament for correction of stress incontinence, cystocele and prolapse. Am. J. Obst. & Gynec. 81:281-290

7. Chang WC, Sheu BC, Huang SC, Hsu WC, Chou LY, Chang DY (2010). Postoperative transvaginal tape mobilization in preventing voiding difficulty after tension-free vaginal tape procedures. Int Urogynecol J 21: 229–233

8. Dmochowski RR (2006). The puzzle of overactive bladder: controversies, inconsistencies, and insights. Int Urogynecol J 17: 650-658

9. Dunn Jr JS, Bent AE, Ellerkman RM, Nihira MA, Melick CF (2004). Voiding dysfunction after surgery for stress incontinence: literature review and survey results. Int Urogynecol J (2004) 15: 25–31

10. Fischer A (2003). Praktische Urogynäkologie. Müller Fotosatz & Druck, Selbitz 107-108

11. Fischer A, Arnold B, Meghil S, Hoffmann G (2001). Probleme nach TVT-Implantation. Gynäkologische Praxis 25: 67-82
12. Glavind K, Glavind E (2007). Treatment of prolonged voiding dysfunction after tension-free vaginal tape procedure. Acta Obstet Gynecol Scand 86: 357-360
13. Glavind K, Larsen EH (2001). Results and Complications of Tension-Free Vaginal Tape (TVT) for Surgical Treatment of Female Stress Urinary Incontinence. Int. Uregynecol J 12:370-372
14. Hanzal E, Heidler H, Enzelsberger H, Fischer M, Henning K, Kölle D, Lüftenegger W, Machan J, Madersbacher H, Neunteufel W, Pflüger H, Primus G, Rauchenwald M, Riss P, Salzer H, Sevelda P, Tamussino K (2003). Konsensus zur Anwendung der "Tension-free Vaginal Tape" (TVT) Operation bei der weiblichen Belastungsinkontinenz. J. Urol. Urogynäkol. 10(2): 22-29
15. Huwyler M, Burton C, Renganathan A, Latthe P, Robinson D, Parsons M, Cardozo L, Toozs-Hobson P (2010). Retrospective case modelling to assess the impact of early intervention for voiding dysfunction after retropubic tape. When is it best to intervene? Int Urogynecol J 21: 823–827
16. Kelly HA, Dumm WM (1914). Urinary Incontinence in Woman, Without Manifest Injury to the Bladder The Journal of the American College of Surgeons 18: 444-450
17. Kristensen I, Eldoma M, Williamson T, Wood S, Mainprize T, Ross S (2010). Complications of the tension-free vaginal tape procedure for stress urinary incontinence. Int Urogynecol J (2010) 21:1353–1357
18. Latthe PM, Foon R, Toozs-Hobson P (2007). Transobturator and retropubic tape procedures in stress urinary incontinence: a systematic review and meta-analysis of effectiveness and complications. BJOG 114:522-531

19. Merlin T, Arnold E, Petros P, MacTaggart P, Tulloch A, Faulkner K, Maddern G (2001). A systematic review of tension-free urethropexy for stressurinary incontinence: intravaginal slingplasty and the tension-free vaginal tape procedures. BJU International 88, 871-880

20. Meschia M, Pifarotti P, Bernasconi F, Guercio E, Maffiolini M, Magatti F, Spreafico L (2001). Tension-Free Vaginal Tape: Analysis of Outcomes and Complications in 404 Stress Incontinent Women. Int. Urogynecol J Suppl 2: 24-27

21. Moore C, Paraiso MFR (2005). Voiding Dysfunction After the Tension-free Vaginal Tape Procedure. Current Urology Reports 6, 356-359

22. Nguyen JN (2005). Tape mobilization for urinary retention after tension-free vaginal tape procedures. Urology 66: 523-6

23. Novara G, Galfano A, Boscolo-Berto R, Secco S, Cavalleri S, Ficarra V, Artibani W (2008). Complication Rates of Tension-Free Midurethral Slings in the Treatment of Female Stress Urinary Incontinence: A Systematic Review and Meta-Analysis of Randomized Controlled Trials Comparing Tension-Free Midurethral Tapes to Other Surgical Procedures and Different Devices. European Urology 53: 288-309

24. Ogah J, Cody JD, Rogerson L (2010). Minimally invasive synthetic suburethral sling operations for stress urinary incontinence in women (Review). Cochrane Database of Systematic Reviews 2009, Issue 4

25. Paick J-S, Ku JH, Shin JW, Oh S-J, Kim SW (2005). Complications associated with the tension-free vaginal tape procedure: the Korean experience. Int Urogynecol J 16: 215–219

26. Price N, Slack A, Khong SY, Jackson S (2009). The benefit of early mobilisation of tension-free vaginal tape in the treatment of post-operative voiding dysfunction. Int Urogynecol J 20: 855–858

27. Rautenberg O, Kociszewski J, Kolben S, Viereck V (2010). Suburethrale Bandspaltung - Indikation und Erfolg. Deutsche Kontinenz Gesellschaft, 22. Kongress, Mainz, 12/13 November 2010, Referateband 2010:66

28. Reisenauer C, Gauruder-Burmester A, Kölbl H, Perucchini D, Peschers U, Petri E, Tamussino K, Tunn R (2006). Deutsche Gesellschaft für Gynäkologie und Geburtshilfe e.V. Leitlinien, Empfehlungen, Stellungnahmen, Stand September 2006, 1.9.5. Blasenentleerungsstörungen

29. Saito M, Shimizu S, Kinoshita Y, Satoh I, Shomori K, Dimitriadis F, Satoh K (2010). Bladder dysfunction after acute urinary retention in the rats: a novel over active bladder model. Mol. Cell. Biochem 333:109.114

30. Slack A, Khong S, Currie I, Jackson S (2008). Early loosening of TVT: is it beneficial in the management of women with postoperative voiding dysfunction? Int Urogynecol J (2008) 19:1036

31. Sung VW, Schleinitz MD, Rardin CR, Ward RM, Meyer DL (2007). Comparison of retropubic vs. transobturator approach to midurethral slings: a systematic review and meta-analysis. American journal of obstetrics and gynecology 197: 3-11

32. Ulmsten U, Henriksson L, Johnson P, Varhos G (1996). An Ambulatory Surgical Procedure Under Local Anesthesia for Treatment of Female Urinary Incontinence. Int Urogynecol J 7:81-86

33. Varga Z (2009). Spannungsfreie mitturethrale Vaginalschlingen. In: Hofman R, Wagner U, Inkontinenz- und Deszensuschirurgie der Frau. ISBN 978-3-540-79937-5 Springer Medizin Verlag, Heidelberg: 80

34. Victor A, Elsäßer A, Hommel G, Blettner M (2010). Wie bewertet man die p-Wert-Flut? Hinweise zum Umgang mit dem multiplen Testen. Dtsch Arztebl Int 107(4): 50-56

8 Anhang

8.1 Anhang 1 – Votum Ethikkommission

Daabach, Trygve

Von:	ethikkommission@aekn.de
Gesendet:	Mittwoch, 6. April 2011 11:35
An:	Daabach, Trygve
Betreff:	Antwort: Beratungspflicht? <Virus checked>

Sehr geehrter Herr Daabach,

nach Durchsicht der von Ihnen eingereichten Unterlagen teile ich Ihnen mit, dass es sich nach Ansicht der Unterkommission zur Beurteilung medizinischer Forschung am Menschen der Ethikkommission bei der Ärztekammer Niedersachsen (ÄKN) bei Ihrer Studie nicht um biomedizinische Forschung am Menschen oder epidemiologische Forschung mit personenbezogenen Daten handelt. Eine Beratung durch die Ethikkommission gemäß § 15 der Berufsordnung der ÄKN ist daher nicht notwendig.

Mit freundlichen Grüßen

Kai Bogs

--
Ethikkommission bei der
Ärztekammer Niedersachsen
Berliner Allee 20, D - 30175 Hannover
Tel.: +49 (0) 511 380-2208 / Fax: +49 (0) 511 380-2119

8.2 Anhang 2 – Tabellen

Tabelle 5 – Rohdaten Revisionskollektiv I

Paid	Alter	RH-vor	RH-nach	Kompl.	Anzahl	Narkose	Outcome
5	63	350	5	NEIN	2	LA	Stationär SpK, E ohne Katheter
40	64	700	130	HWI	1	Maske	Stationär SpK, E ohne Katheter
45	82	1200	100	NEIN	1	LA	E ohne Katheter
60	55	360	0	NEIN	1	LA	Stationär SpK, E ohne Katheter
89	58	500	0	NEIN	1	LA	Stationär SpK, E ohne Katheter
152	53	500	70	NEIN	1	LA	E ohne Katheter
171	63	400	0	NEIN	1	LA	E ohne Katheter

Paid	Alter	RH-vor	RH-nach	Kompl.	Anzahl	Narkose	Outcome
176	64	230	40	NEIN	1	LA	E ohne Katheter
178	60	180	0	HWI	1	LA	E ohne Katheter
179	49	300	150	NEIN	1	Maske	E ohne Katheter
189	61	600	500	NEIN	1	LA	E ohne Katheter, RH 2 Tage nach E: 0 ml
217	58	880	200	NEIN	2	LA	E ohne Katheter, RH 21 Tage nach E: 100 ml
328	47	400	130	NEIN	2	LA	E ohne Katheter
330	62	350	0	NEIN	1	LA	E ohne Katheter
332	42	180	60	NEIN	1	LA	E ohne Katheter
347	80	1200	120	NEIN	1	LA	E ohne Katheter
348	75	100	0	NEIN	1	LA	E ohne Katheter
352	70	800	0	NEIN	1	LA	E ohne Katheter
376	62	800	0	NEIN	1	LA	E ohne Katheter
387	69	200	0	NEIN	1	LA	E ohne Katheter
396	70	500	80	NEIN	1	LA	E ohne Katheter
431	39	1100	0	NEIN	1	LA	E ohne Katheter
463	73	600	270	NEIN	2	Maske	E mit SpK, RH 12 Tage nach E: 0 ml
468	49	200	0	NEIN	1	LA	E ohne Katheter
476	73	1200	150	NEIN	1	LA	E ohne Katheter
486	46	175	100	NEIN	1	LA	E ohne Katheter
491	45	300	30	NEIN	1	LA	E ohne Katheter
518	46	130	30	NEIN	1	LA	E ohne Katheter
551	62	330	0	HWI	1	LA	E ohne Katheter
559	69	450	0	NEIN	1	LA	E ohne Katheter
561	72	500	50	NEIN	1	LA	E ohne Katheter
578	58	200	100	NEIN	1	LA	E ohne Katheter
586	70	300	0	NEIN	1	LA	E ohne Katheter
604	77	230	30	NEIN	1	LA	E ohne Katheter
615	44	950	120	NEIN	1	LA	E ohne Katheter
631	71	500	90	NEIN	1	Maske	E ohne Katheter
637	72	700	0	NEIN	2	Maske	E ohne Katheter
638	45	800	120	NEIN	2	Maske	E ohne Katheter
664	56	230	0	NEIN	1	Maske	E ohne Katheter

Legende: Paid = Patienten-Identifikationsnummer. RH-vor = Restharn vor Revision. RH-nach = Restharn bei Entlassung. Kompl. = Intra oder postoperative Komplikationen. Anzahl = Anzahl Revisionen. Narkose = Narkoseverfahren. E = Entlassung

Tabelle 6 – Rohdaten Revisionskollektiv II

Paid	Alter	Besser	Zufrieden	Beschwerden	Behandlung	Besonderheiten
5	63	Ja	Ja	Ja	Nein	Pruritus
40	64	Ja	Ja	Nein	Nein	Keine
45	82	Ja	Ja	Nein	Nein	Keine
60	55	Ja	Ja	Ja	Ja	Rezidivierende HWI
89	58	Nein	Nein	Ja	Ja	Bandrevision wg. Urge
152	53	Ja	Nein	Nein	Nein	Keine
171	63	Ja	Ja	Nein	Nein	Keine
176	64	Ja	Ja	Nein	Nein	Keine
178	60	Ja	Ja	Nein	Nein	Keine
179	49	Ja	Ja	Ja	Nein	Drangprobleme
189	61	Ja	Ja	Nein	Nein	Keine
217	58	Ja	Ja	Nein	Nein	Keine
328	47	Ja	Ja	Nein	Nein	Keine
330	62	Ja	Ja	Ja	Nein	Rückenschmerzen
332	42	Ja	Nein	Ja	Ja	Rezidivierende HWI
347	80	Ja	Ja	Nein	Nein	Keine
348	75	Ja	Nein	Ja	Ja	Drangprobleme
352	70	Nein	Nein	Nein	Nein	Keine
376	62	Ja	Ja	Nein	Nein	Keine
387	69	Ja	Ja	Nein	Nein	Keine
396	70	Ja	Ja	Nein	Nein	Keine
431	39	Ja	Ja	Nein	Nein	Keine
463	73	Ja	Ja	Nein	Nein	Keine
468	49	Ja	Ja	Nein	Nein	Keine
476	73	Ja	Ja	Nein	Nein	Keine
486	46	Nein	Nein	Ja	Nein	Verschlechterung Stress-HIK
491	45	Ja	Ja	Nein	Nein	Keine
551	62	Ja	Ja	Ja	Ja	Langsamer Harnfluss
559	69	Ja	Ja	Nein	Nein	Keine
561	72	Nein	Nein	Nein	Nein	Keine
578	58	Ja	Ja	Nein	Nein	Keine
586	70	Ja	Ja	Nein	Nein	Keine
604	77	Ja	Nein	Ja	Ja	Bandrevision wg. Restharn
615	44	Ja	Ja	Nein	Nein	Keine
631	71	Ja	Ja	Nein	Nein	Keine

Paid	Alter	Besser	Zufrieden	Beschwerden	Behandlung	Besonderheiten
637	72	Ja	Ja	Nein	Nein	Keine
638	45	Nein	Nein	Ja	Ja	Bandrevision wg. Urge
664	56	Nein	Ja	Ja	Nein	Keine

Legende: Paid = Patienten-Identifikationsnummer. Besser = Besserung oder Heilung der Stressharninkontinenz. Zufrieden = Patientin ist mit dem Ergebnis der Operation zufrieden. Beschwerden = Patientin hat Beschwerden nach der Operation, die sie vorher nicht hatte. Behandlung = Patientin befindet sich in ärztlicher Behandlung als Folge der Operation.

Tabelle 7 – Sonstige Beschwerden

Beschwerde	Häufigkeit
Langsamer Harnfluss	10 (2.1 %)
Reizblase (Drang-Symptomatik)	7 (1,5 %)
Verschlechterung von Stressharninkontinenz	4 (0,8 %)
Schmerzen	4 (0,8 %)
Netzarrosion	3 (0,6 %)
Nachträufeln	2 (0,4 %)
Senkungsprobleme	2 (0,4 %)
Fistelbildung	1 (0,1 %)

Tabelle 8 – beschreibende Daten der Kollektive

Eigenschaft	Revisionskollektiv II	Kontrollkollektiv
N	38	483
Alter	61,3 ± 11,4 Jahre	59,1 ± 11,8 Jahre
Vor-Operationen:		
Hysterektomie	47,4 %	32,7 %
Vordere Plastik	13,2 %	13,7 %
Hintere Plastik mit/ohne Amreich-Richter	15,8 %	16,9 %
Simultaneingriffe:		
Keine Simultaneingriffe	78,9 %	79,5 %
Hysterektomie	7,9 %	12,6 %
Vordere Plastik	5,3 %	0,4 %
Hintere Plastik mit/ohne Amreich-Richter	13,2 %	5,2 %

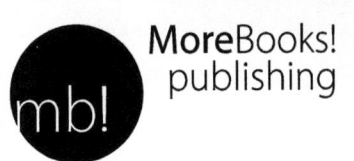
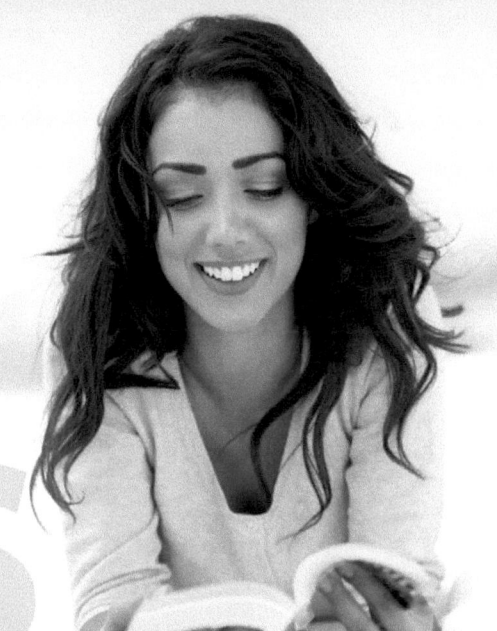

i want morebooks!

Buy your books fast and straightforward online - at one of world's fastest growing online book stores! Environmentally sound due to Print-on-Demand technologies.

Buy your books online at
www.get-morebooks.com

Kaufen Sie Ihre Bücher schnell und unkompliziert online – auf einer der am schnellsten wachsenden Buchhandelsplattformen weltweit! Dank Print-On-Demand umwelt- und ressourcenschonend produziert.

Bücher schneller online kaufen
www.morebooks.de

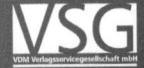 VDM Verlagsservicegesellschaft mbH
Heinrich-Böcking-Str. 6-8   Telefon: +49 681 3720 174   info@vdm-vsg.de
D - 66121 Saarbrücken   Telefax: +49 681 3720 1749   www.vdm-vsg.de

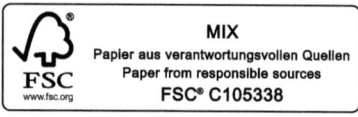

Printed by Books on Demand GmbH, Norderstedt / Germany